인지활동 프로그램 시리즈 2

전래놀이 색칠하기2

장일상 임효림 최혜숙 김서연 글
박세인 그림

서현사

발행인의 글

30여 년 전에 코주부 김용환(金龍煥, 1912~1998) 화백님의 《한국의 풍속화》 상, 하권이 (주) 민문고 출판사에서 출간이 되었습니다. 당시로서는 고급스러운 지질과 양장본으로 제작하여 상당한 고가의 도서로 독자에게 판매를 하였습니다.

책은 홀수쪽엔 한국인의 세세한 생활모습이 원화로 들어가고, 짝수쪽에 그 그림에 대한 김화백님의 실례와 느낌을 한글 설명과 영어·일본어 번역이 같이 실려 영어권 관광객과 일본인 관광객들이 많이 구매하였습니다.

많은 세월이 흘러 김용환 화백님은 고인이 되셨지만, 그분을 기리는 많은 행사들이 만화계와 지자체에서 진행되고 있습니다.

그분에 대한 여러 평들이 있지만 일제강점기와 해방 이후 혼란기의 행적에 대해 여기서 논하는 것은 아닙니다. 다만 이 책에서는 100여 년 전에 태어나신 화백님이 어려서부터 보고 느낀 한국의 풍속에 대한 그분의 느낌을 가져와서 재창작을 하였습니다.

오래전 (주) 민문고 편집부에서 일을 하며 이 책이 외국 관광객들에게 한국을 소개하는 책으로 참 좋은 책이라고 생각하였습니다. 안타깝게 김화백님도 오래전에 고인이 되셨지만 책을 출간한 출판사도 역사의 뒤안길로 사라지고, 이 책도 완전 절판되어 시중에서 구입할 수가 없고, 국립중앙도서관에서나 찾아봐야할 실정입니다. 김화백님과 출판사도 이젠 만날 수 없고, 인쇄를 하였던 컬러 인쇄용 필름 원판도 20여 년 전에 퇴사를 하며 어떻게 처리되었는지 알 수가 없습니다.

《한국의 풍속화》 그림이 잊히는 것이 안타까워 다시 출판을 하고 싶었지만 고인의 유족들을 찾아 저작권문제 해결도 힘들고 출판환경이 나날이 미궁 속으로 빠져드니 진행을 할 수가 없어 차츰차츰 기억에서 사라지고 있었습니다.

지난해 지인으로부터 그림 작가를 소개를 받았습니다. 그림 작가는 오랫동안 그림을 그려오셨지만 가까운 주위 분들이 아니면 그림을 그린다는 사실도 모를 정도였습니다. 몇 번의 시행착오를 겪고 차츰 그림에서 김화백님의 느낌을 가져올 수 있었습니다.

그러나 출판환경이 좋지 않아 제작비라도 회수할 수 있을까 하는 걱정으로 이런저런 방법들을 고민하였습니다.

이러한 출판환경을 감안하여 저자들과의 모임을 통해 김화백님의 그림에서 라인만 따오는 것을 기획하고 가능한 원본에 가장 가깝게 진행을 하였습니다.

김화백님의 원본은 외국인 관광객에 맞춰진 책자라면 이 책은 관광객보다는 국내의 연로하신 어르신들이 과거를 회상하고 즐거운 추억을 되살리는 것과 젊은이들에게는 우리의 옛 놀이문화와 풍속을 느끼게 하고, 나름대로의 개성을 살려 색칠하는 것에 맞춰졌습니다.

이 책을 통하여 고인이 되신 김화백님의 《한국의 풍속화》 컬러본이 다시 한 번 많은 분들께 알려지는 기회가 만들어지길 바랍니다.

-발행인 조재성

현대에 와서 전통놀이는 사람들에게서 점점 잊히고 있습니다.

온고지신(溫故知新)이라는 말이 있습니다. '옛 것을 익혀 새 것을 안다.'는 뜻입니다. 우리 조상님들의 삶은 지혜롭고 슬기로웠습니다. 공동체 놀이를 하며, 공동체 노래를 부르며 한가롭고 여유로운 유유자적한 삶을 살았습니다. 그러나 최근에 조상님들이 즐겼던 전통 놀이에 대한 관심이 점차 사라지고 있어 안타깝습니다.

《한국의 풍속화》에는 어린 시절 우리의 일상적인 모습들이 들어있습니다.

100세 시대를 맞아 어떻게 하면 좀더 건강하고 재미있게 살 것인가를 걱정하는데, 50년 전 100년 전의 모습을 그림으로 보며 "아하! 이런 시절이 있었지" 하고 무릎을 쳐봅니다.

저자들은 노인여가 교육현장에서 오랫동안 강연과 프로그램을 진행해왔습니다. 그러한 경력을 바탕으로 어르신들의 어린 시절을 회상하고 인지력을 향상하는 차원에서 이 책의 그림은 안성맞춤이었습니다.

김용환 화백님은 이미 고인이 되셨지만 그분이 표현한 한국의 전래놀이와 풍속은 세계적인 가치를 가질 것입니다.

기억회상을 돕는 차원에서 그림에 대한 설명은 학술적인 접근보다는 어렵지 않고 가벼운 사례를 중심으로 정리하였습니다. 자기의 느낌을 글로 표현할 때 참고하셔서 부담없이 정리하십시오. 글을 아주 멋진 문장으로 적으려는 노력보다는 생각나는 것 중심으로 가볍게 기록한다고 생각하시고 가급적 많은 문장을 적어보십시오.

많은 어르신들이 과거를 회상하고 기억을 되살리는데 도움이 되길 바랍니다.

-글작가 대표 장일상

사회복지현장에서 인지활동관련 교육을 하다보면 어르신들을 대상으로 하는 인지관련 교재들이 많지 않아 늘 고민이었습니다. 몇몇 교재들은 있지만 한국적인 뭔가는 없을까 생각하던 중 《한국의 풍속화》를 만나게 되었습니다.

《한국의 풍속화》에는 어린 시절 실지로 하던 놀이들과 어렴풋이 알고 있던 놀이들이 실려 있어 반가운 마음에 채색용 그림 작업을 시작하였습니다.

어르신들께는 기억을 회상하는데 도움이 되고, 우리 아이들에게는 선조들의 전래놀이와 풍속을 알 수 있는 참고자료가 될 수 있기를 바랍니다. 그리고 더 나아가 K-POP처럼 외국인들에게 한국인의 삶과 문화가 소개되는 큰 역할을 하길 욕심을 내보기도 합니다.

그림 속 놀이와 인물들은 제각각 다른 해학적 모습으로 표현되어 있어 각 놀이마다 웃음을 머금고 마무리할 수 있었습니다.

김화백님의 대표적인 캐릭터 코주부 영감은 제가 어렸을 때 접해봤던 시사만화 주인공이었습니다. 풍속화를 통한 선조들의 생활상을 실감나게 표현하였고, 학습만화 등에도 많은 작품을 남기신 것을 알게 되었습니다.

그림을 그리면서도 이것이 책이 될 수 있을 것인가 고민도 해봤지만 이제 한권의 책으로 제작된다고 하니 감회가 새롭습니다.

많은 어르신들이 과거 어린 시절 즐겼던 놀이들을 회상하며 각자 나름대로 개성 있는 느낌으로 색칠을 하며 이야기를 나누고 즐거운 시간을 가질 수 있길 바랍니다. 그리고 현대를 살고 있는 우리 젊은이들에게는 선조들의 생활 속의 놀이를 통해 소박한 즐거움과 상호협력하는 공동체 문화의식을 알아가는 데 도움이 될 수 있기를 바랍니다.

-그림작가 박세인

차례

색칠하기

1. 인간의 뇌와 미술활동

손은 제2의 뇌(腦)라고 불릴 만큼, 손 기능 발달과 뇌 기능 발달은 밀접한 관련이 있습니다. 손 기능을 주관하는 운동중추가 잘 발달된 사람은 손놀림 또한 민첩하고 정교합니다. 따라서 손을 잘 활용하는 것은 뇌의 운동기능과 감각기관을 활성화하는 데에도 도움이 됩니다. 한국 사람들처럼 젓가락질 등 손을 많이 사용하는 것도 뇌 기능 발달에 도움이 된다고 합니다.

특히, 미술은 손을 주로 사용하는 활동이라서 뇌 기능 발달을 향상시키는 그림 그리기, 만들기, 종이접기 등은 필요합니다. 그림을 그릴 때에도 오른손과 왼손을 모두 사용한다면, 좌뇌와 우뇌의 고른 발달을 볼 수 있게 됩니다.

1940년대 영국의 어느 신체장애 화가가 그림을 그렸더니, 심신 모두에 개선을 보인 것이 동기가 되어 그림 그리기 등 미술치료를 인지력 개선이 필요한 환자치료에 응용하게 되었습니다. 말로는 잘 표현할 수 없는 감정을 예술로 표현함으로써 정신적인 안정을 얻게 됩니다. 또 많은 예술 요법은 손가락을 사용하거나 뇌와 몸 전체를 사용하기 때문에, 육체와 뇌의 활성화에 효과가 있습니다.

출처: 타카노 기쿠오 저, 김일천·이상석 역(2018). 인지증(치매). 서울: 한양애드.

2. 자율신경과 인지력향상

자율신경은 대뇌의 직접적인 영향을 받지 않아 자신의 의지와 상관없이 스스로 조절되는 신경계이지만, 때로는 대뇌와 연결되어 있는 간뇌를 통해 영향을 받기도 합니다. 색을 선택하고 손을 사용하여 '색칠한다'는 행동에서 치매를 예방하는 효과도 기대할 수 있습니다. 나이가 들면 뇌세포의 숫자는 점점 감소하지만 전신의 부위 중에서도 가장 복잡한 기능을 하는 손가락을 쓴다는 것은 뇌의 넓은 영역을 자극해서 뇌 전체를 활성화시킬 수 있다는 것입니다. '다음은 무슨 색으로 색을 칠할까?' 생각하면서 뇌 기능을 향상시킵니다. 경증 치매어르신들도 스스로 색을 선정하고 칠하는 데 적극적이고 즐거워하는 것을 볼 수 있습니다.

1) 자율신경의 효과를 높이는 색칠방법

색칠을 하는 방법에는 정해진 규칙은 없지만 더 쾌적하게 자율신경의 기능을 높이고 치매예방을 위해서는 다음의 방법을 활용하면 좋습니다.

(1) 정성스럽게 천천히

색칠하기는 천천히 정성스럽게 하는 것을 권합니다. 바쁜 일상생활에서 고작 10분이라도 차분하게 지낼 시간을 갖는다는 것은 호흡을 안정시키고 자율신경을 조절하는 데 중요합니다.

(2) 색칠하기 좋은 재질

종이의 지질에 맞는 것을 먼저 선정할 필요가 있습니다. 다양한 색연필, 크레파스, 물감도 성분이 달라 종이의 지질과는 어울리지 않는 재질이 있습니다. 종이의 지질에 맞고 재질이 부드러워 색이 잘 나오는 것이 색칠하기 쉽습니다.

(3) 색칠하고 싶은 곳부터 시작

색칠은 어디부터 해야 한다는 규칙은 없습니다. 아랫부분이든, 오른쪽이든, 색칠하기 편한 곳부터 자유롭게 하는 것이 중요합니다. 규칙에 얽매이지 말고 색을 칠하세요.

(4) 바른자세

고개를 숙이면 기도가 막혀 호흡이 힘들고, 머리가 무거워 자율신경이 흐트러질 수 있으므로 바른 자세를 유지하십시오.

(5) 쉬엄쉬엄

한 자세로 장시간 색칠하면 피의 흐름이 나빠지며 몸에 부분적인 마비 현상이 나타날 수 있습니다. 틈틈이 휴식을 취하고 가벼운 스트레칭으로 몸을 풀어주는 것이 좋습니다.

(6) 다양한 색깔 사용

색깔에는 여러 가지 치유효과가 있으므로 가능하면 다양한 색을 사용하는 것이 좋습니다. 의외의 배색으로 그 자극이 자율신경을 더 활성화 시킬 수도 있습니다.

2) 예쁘게 색칠하는 기법

색칠하기에 익숙해지면 다음의 기법으로 색을 칠해보십시오. 작품의 완성도가 더 높아지고 색칠하기도 즐거워집니다.

(1) 그라데이션

같은 색이라도 힘을 조절하면 짙음과 옅음(농담)이 생겨서 그림에 입체감이 생깁니다. 여러 색이 겹칠 때는 옅은 색을 쓰면서 서서히 다음 색으로 덧칠하면 자연스러운 분위기가 나옵니다.

(2) 겹쳐 색칠하기

색연필도 여러 색을 겹쳐서 칠하면 깊이 있는 표현을 할 수 있습니다. 테두리를 신경 쓰며 겹쳐 색칠하면 또 새로운 작품이 됩니다.

(3) 나누어서 색칠하기

같은 꽃의 꽃잎이라도 색을 통일할 필요는 없습니다. 오히려 다른 배색의 색칠만으로도 색다른 분위기가 생기므로 누구나 생각하는 일반적인 색이 아닌 의외의 색도 칠해보세요.

(4) 다른 도구를 사용해 색칠하기

가장 흔한 색칠도구라고 하면 색연필이지만 물감, 크레파스 등 다른 도구를 조합시키면 질감의 폭이 넓어집니다.

출처: 고바야시 히로유끼(2015), 자율신경을 조절하는 색칠하기, 일본 동경: 아스콤

3. 색채 사용에 따른 임상적 의미의 비교

우리는 어떤 것을 지각할 때는 정서적 감정이 동반됩니다. 일상적인 경험이나 체험에 의해 축적된 지식에서 연상된 이미지와 연결되어 정서적인 색의 의미를 부여하는데 자신의 감정이 색채의 심리적 작용으로 나타납니다.

대뇌 전체의 작용으로 생기는 지각적 감정과 정서적 감정을 통합한 것을 색의 감정효과라고 하며 '색채심리' 라고 합니다.

개인적 정서와 감성에 따라 같은 색이 각각 다른 느낌으로 표현됩니다.

하워드와 도로시 선은 색채를 통해 성격을 분석하는 CRR 분석법을 개발했습니다. 빨강, 주황, 노랑, 초록, 파랑, 진청, 보라, 자주 등 여덟 가지 색 가운데서 세 가지 색을 골라서 해석을 합니다. 첫째는 개인의 본질, 둘째는 무의식적 욕구, 셋째는 색의 목표를 의미합니다.

선택한 색의 밝고 어두움을 보면서 긍정적 반응을 유도하여 기운을 북돋아주십시오. 색의 균형을 맞추는 것이 필요합니다.

색상	임상적 의미
빨간색	에너지가 넘친다. 열정적, 자극적, 원초적인 에너지, 단순함
주황색	경쾌함, 낙천적, 활기찬, 행복한 삶
노란색	밝음, 낙천적 사고, 활기찬 행동, 변화 희망, 싫증, 초조감, 불안, 질투 ,이성적
초록색	조화로움, 균형, 안정, 부드러움, 온화함, 진지함, 조절능력 탁월
파란색	깊은 사고, 신뢰감, 내향적, 집중력, 평온함, 자기성찰
진청색	부드러움, 온화함, 진솔함, 평안함, 믿음직함, 충실함
보라색	신비로움, 명상적, 감정적, 자신감 부족, 위엄성, 지도력, 고상함
자주색	친절함, 이해심, 타인의 지지자, 협응력, 봉사자

사용방법

좌측에는 오른쪽 그림에 대한 간단한 설명이 있습니다.
글과 그림을 통해 나의 어린 시절을 회상하시며 느낌과 기억나는 것을 적어보세요.
오른쪽 그림은 본인이 색을 정하여 칠을 하시면 됩니다.
정해진 규칙이 없고, 모범답안이 따로 있진 않습니다.
색연필과 크레파스, 물감 등으로 색을 칠해보세요.
색칠도구는 본인이 사용하기 편안한 것으로 하십시오.

탁족

옛날 선비들은 더운 여름날 계곡을 찾아 탁족(濯足)을 즐겼다. 몸을 노출하는 것을 꺼렸던 선비들이 계곡 물에 발을 담그고 더위를 쫓았다. 발은 온도에 민감하고 온 몸의 신경이 집중된 곳이라 발만 물에 담가도 온몸이 시원해진다. 자연 속에서 더위를 이기는 탁족은 선비다운 피서법이다.

경복궁 옆 삼청동 계곡은 선비들의 유면한 탁족 장소였다고 한다. 삼청동은 지금은 개천이 복개되고, 청와대와 총리공관 등이 있어 정치의 중심이지만 조선시대에는 선비들에겐 더운 여름 벗들과 어울려 탁족을 즐기는 곳이었다고 한다.

마부가 상전께 깨끗한 물을 한바가지 올리는데 보기만 해도 청량감이 느껴진다.

나의 어린시절

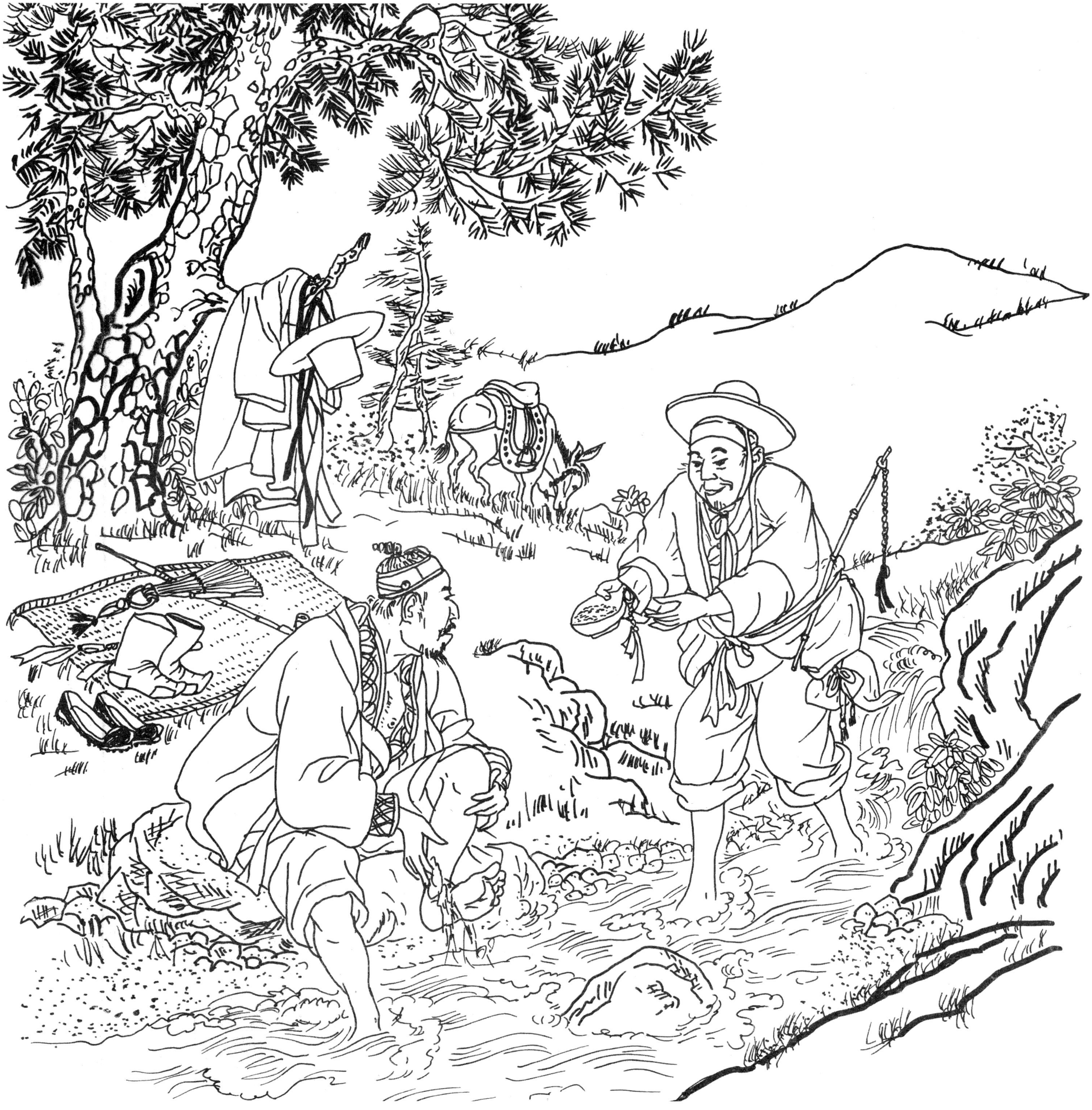

씨름

우리나라의 전통적인 기예(技藝)의 하나로 단오, 추석, 백중 등의 명절에 주로 하는 남자들의 놀이이다.

현재는 전국적인 규모의 대회로 성장하여 많은 선수들이 기량을 겨루고 있다.

옛날에는 동네마다 큰 행사에 씨름을 하여 장원을 한 사람에게 황소를 상으로 주었다.

농경민족이던 우리 민족에게 황소는 논밭을 가는데 꼭 필요한 동물이라 힘 좀 쓴다는 장정들은 황소를 타기 위해 혼신을 다했다.

농사에는 건강한 신체의 남자들이 꼭 필요했는데 씨름판에선 힘 좀 쓴다는 것을 맘껏 과시할 수 있는 자리기도 했다.

김홍도의 풍속화에는 옷을 입은 건강한 사내가 씨름을 하는데, 보통은 웃통을 벗고 씨름을 하다보니 동네의 수많은 아녀자들에겐 재밌는 볼거리이기도 했다.

구경꾼은 씨름판에 넋을 놓고 있는데 동작 빠른 고양이가 막걸리 안주인 생선을 물고 잽싸게 도망을 친다.

나의 어린시절

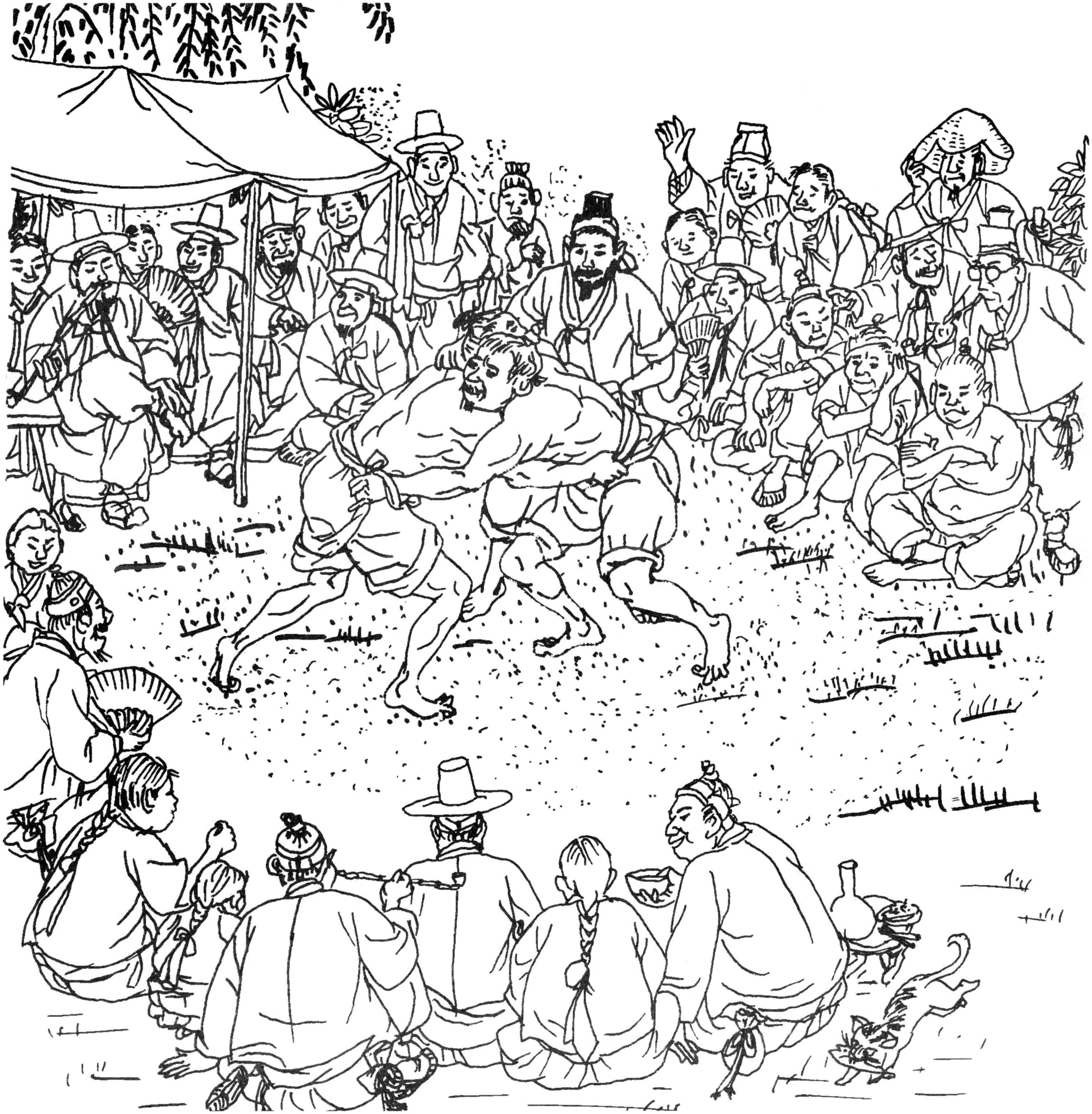

원두막

지금도 과수원에는 원두막이 있다. 과일을 지키기 위한 초막이지만 옛날엔 별장 역할도 했다.

그림에서 참외 망태기를 어깨에 맨 할아버지가 실한 참외를 고르고 있다. 원두막 밑에는 아침에 딴 참외를 늘어놓고는 풀로 덮어뒀다.

며느리는 원두막에서 가져온 참거리를 아이들에게 먹이고, 공출 독려차 돌아다니는 박주사는 참외하나 먹곤 담배를 태우고 있다(김용환. 한국의 풍속화).

요즘은 원두막이 아닌 컨테이너 박스집이 논밭 한가운데서 원두막 역할을 하는데 그림 같은 옛날의 정취는 찾을 수 없고 삭막한 기계를 보는 느낌이다. 가까이 가면 안 될 것 같은 철제 컨테이너가 인간의 심성까지 담아내진 못하니 안타깝다.

나의 어린시절

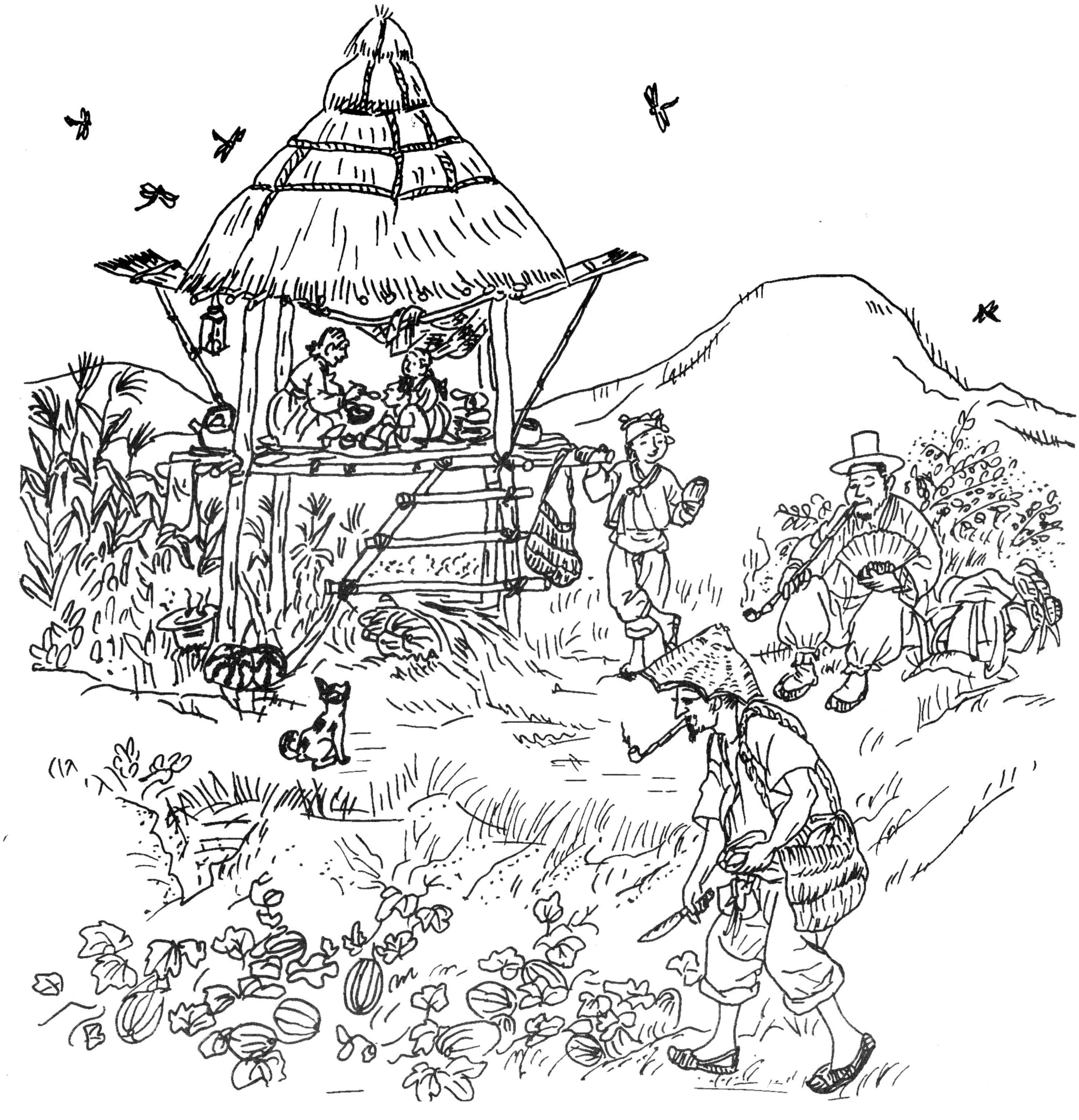

등목

등목은 등말이라고도 하는데 다리를 펴고 엎드려 등에다 물을 부어 몸을 씻는 것이다.
탁족은 발을 계곡물에 담가 더위를 씻는 것이라면 세족은 집안에서 발을 씻는 것이다.
더운 여름 발을 씻는 것으로는 부족할 경우 등목을 했는데 어머니가 씻겨주던 등목은 지금 생각해도 시원함과 사랑이 가득했다.
요즘 주택은 샤워시설이 있어 혼자 몸을 씻는 것이 당연하고 특이한 것도 아니지만 과거 샤워시설이 없을 때는 우물가나 장독대 쪽에서 등목을 많이 했다.
아버지 등을 씻어주는 어머니를 딸이 재밌게 훔쳐보고 있다.

나의 어린시절

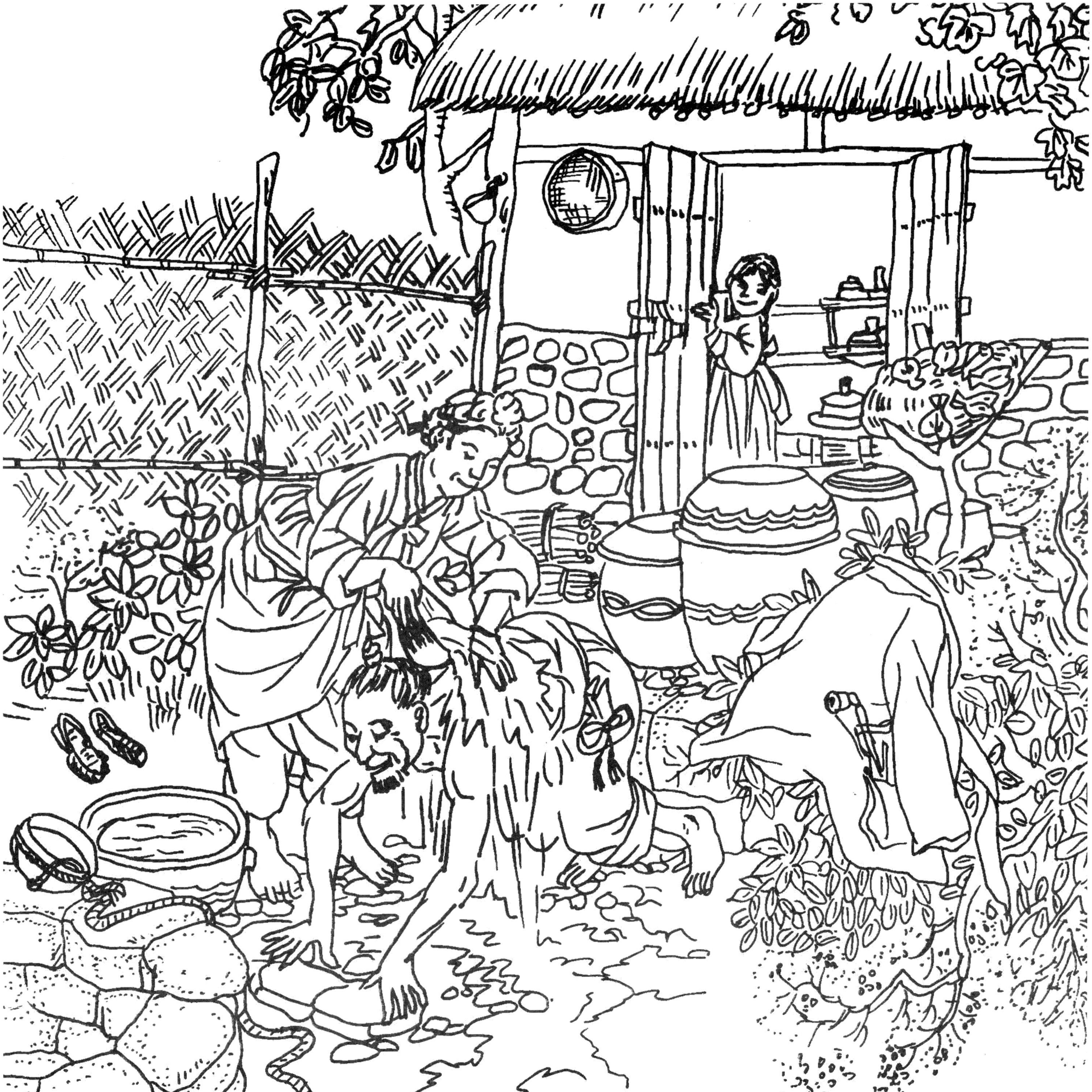

공기놀이

다섯 개 또는 그 이상의 조그맣고 동그란 돌을 가지고 노는 아이들의 놀이이다.
요즈음은 노인대학이나 어르신들 여가활동 등으로 어르신들끼리 짝을 맞춰 어린 시절을 회상하며 공기놀이를 즐기기도 한다.
둘이나 셋 또는 그 이상의 사람이 모여 편을 나눠서도 하지만 혼자서도 할 수 있다.
계절과 장소에 관계없으며, 공깃돌도 아무데나 널려 있는 돌을 이용해도 되기 때문에 누구나 어디서나 할 수 있는 보편적인 놀이이다.
손가락으로 공기를 잡는 감각, 낚아채 듯 빠르게 공기를 잡는 순발력이 필요하다. 공기의 묶음을 어떻게 할 것인가 등 생각을 하며, 계획적으로 하지 않으면 상대에게 기회를 넘겨주기 때문에 긴장감도 있는 놀이이다.

마당에 멍석을 깔고 며느리와 딸이 공기놀이를 하는데 옆에서 구경하던 손자의 옥수수를 손녀가 슬쩍 베어 물자 손자가 울음부터 터트린다. 할머니 등에 업힌 손녀는 아무 생각 없는 표정인데 포대기 밖의 세상엔 아무런 관심도 없나보다.

나의 어린시절

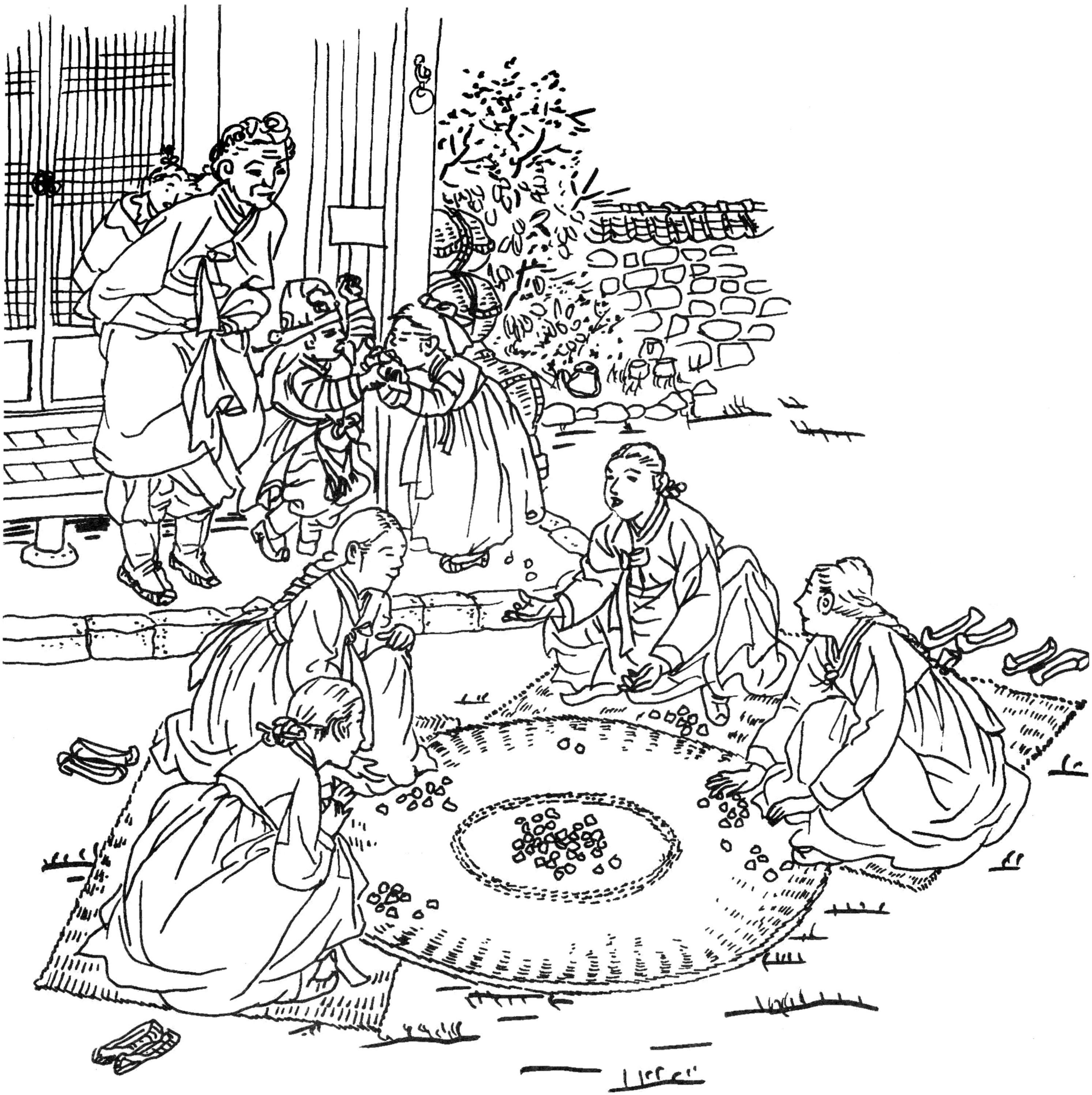

동신제

마을을 수호해 준다고 믿는 신에 대한 제사를 동신제(洞神祭), 동제, 당산제라고 한다. 매년 1, 2회씩 제를 올리는데 주로 마을의 평안과 풍년, 풍어 등을 기원했다.

정월 대보름 전날 밤에 시작하여 대보름 새벽에 제를 마친 다음 제주가 비용 지출내역을 밝히고 제사 음식을 나눠먹는다.

제주는 마을 원로 중에 상중(喪中)이지 않은 사람으로 선정한다.

나의 어린시절

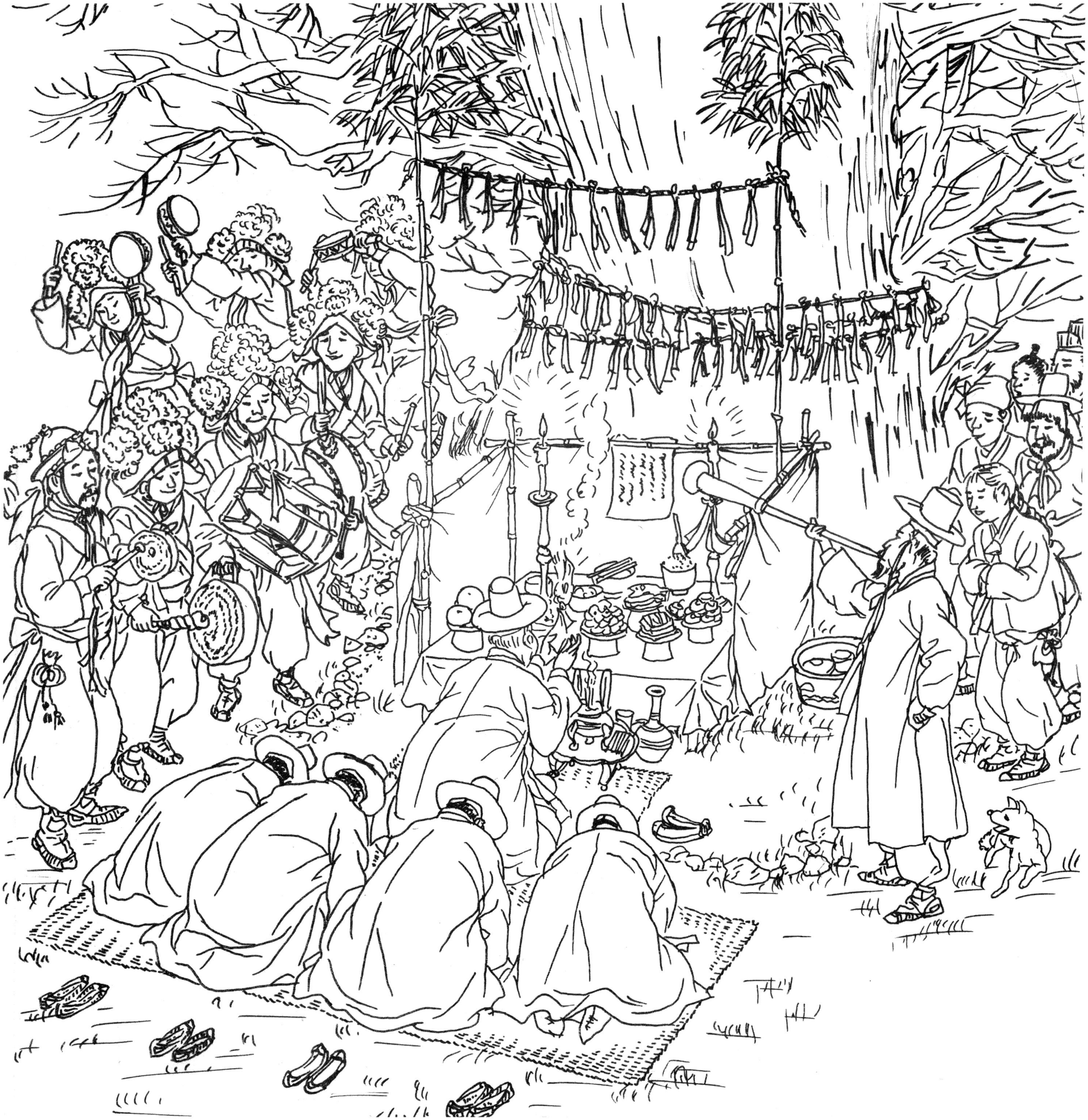

연등놀이

사월 초파일 부처님 오신 날을 맞아 절을 찾아 제를 올리고 등을 달고, 연등놀이를 하는 풍속이 있다. 옛날에는 민가에서도 등을 달고 연등놀이를 했다고 하는데 요즘은 사찰 중심으로 하는 행사가 대부분으로 민간에서는 보긴 힘들다.
초파일을 맞아 절 주변에는 수천 개의 등을 달아 부처님 오신 날을 기리며 밤을 밝히 기도 한다.

나의 어린시절

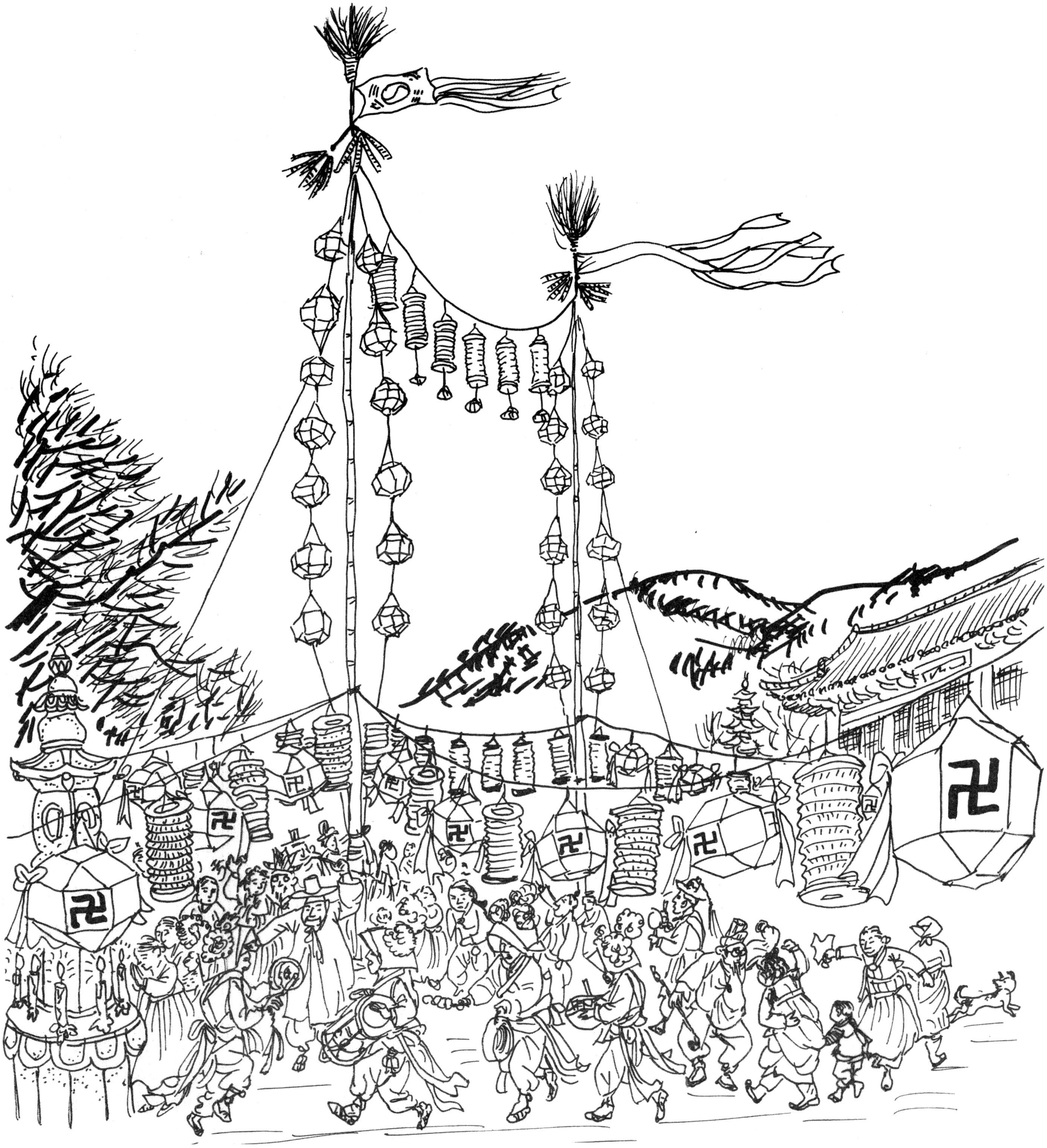

소도패

솟대장이 패라고도 하는데 긴 장대를 세우고 두 줄을 바닥과 연결하곤 그 줄을 잡고 내려오며 여러 가지 곡예를 펼치는 놀이이다. 남사당패 등과 달리 주로 곡예가 중심이다.

불을 화로에 담아 들곤 공중제비를 넘기도 하는 등 장터에선 재밌는 볼거리다.

악대들의 북과 꽹과리 소리도 흥을 돋우고 있다.

나의 어린시절

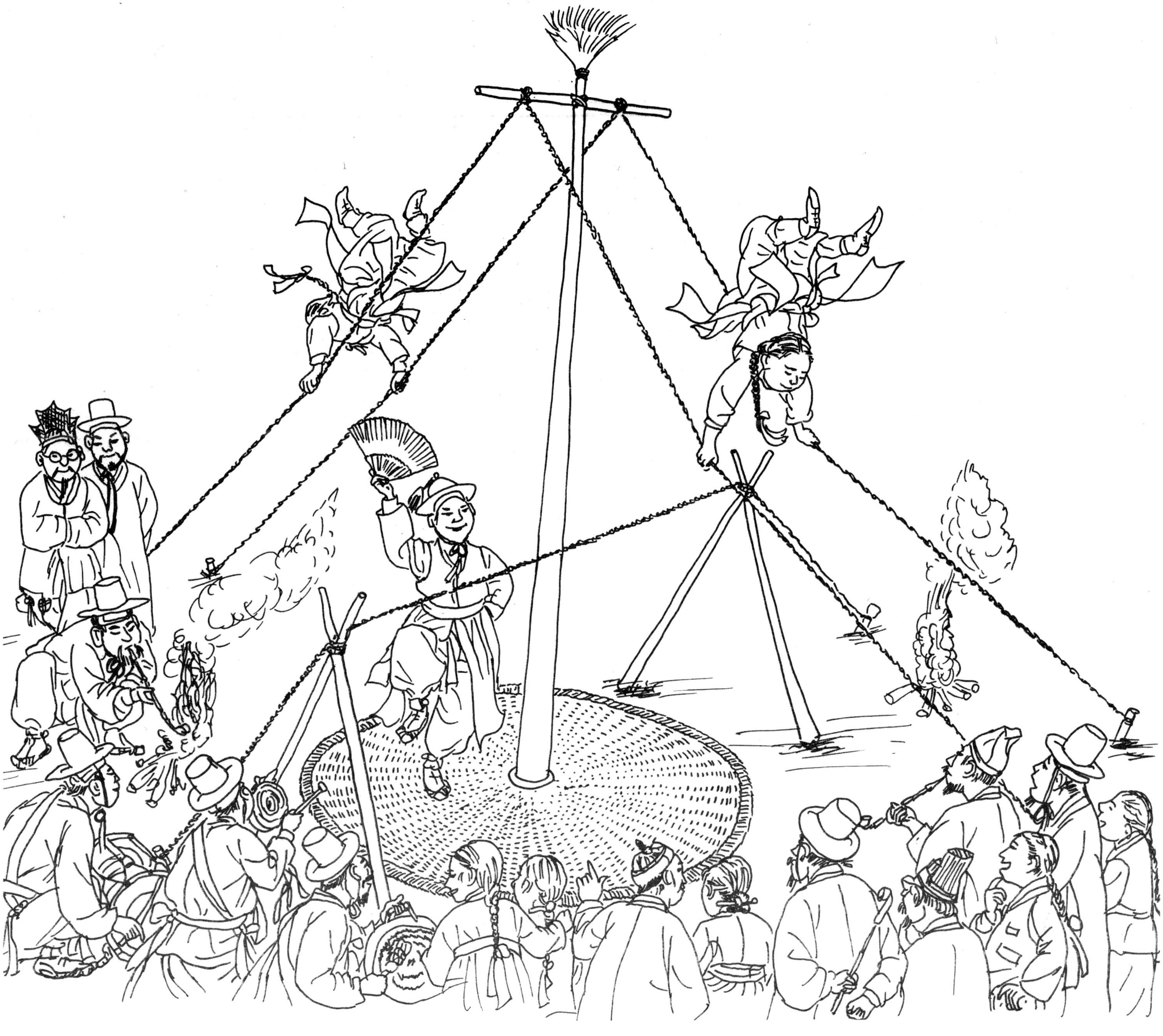

사당패

사당패는 조선후기 유랑예인집단이다.
자연재해 등으로 살기 힘들어 살던 곳을 떠난 사람들이 유리걸식하다 몇 가지 재주를 익혀 유랑예인집단을 형성하였는데, 이러한 유랑예인집단에는 남사당패, 사당패, 걸립패 등이 있다.
남사당패가 주로 남성으로 구성된 것에 비해 사당패는 그 주 구성원이 여자이다.
마을에 사당패가 들어오자 마을 사람들이 몰려와 자리 잡고 구경을 하는데 아내 몰래 슬쩍 사당에게 농을 건넨 남편이 제 흥에 겨워 아내의 주먹이 날아오는 것도 모르고 있다.

나의 어린시절

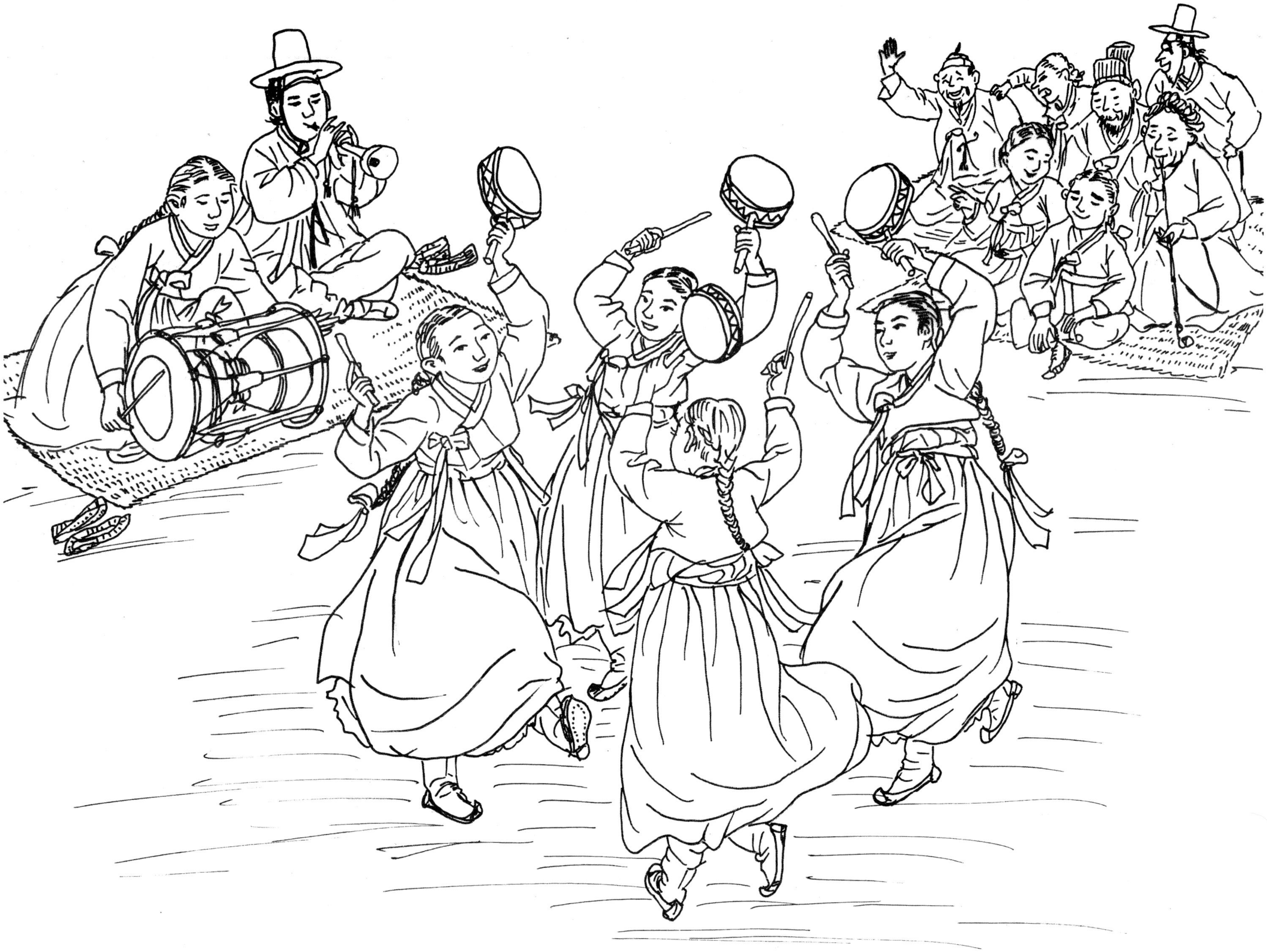

걸전

우리나라에는 예부터 이 마을 저 마을 유랑을 다니는 남사당패, 사당패 같은 예인집단이 있었는데 그들이 장터나 마을에 들어오면 시끌벅적했다.
횃불을 피우고 남사당패들이 한바탕 놀고 구경 온 사람들에게 구경 값으로 걸전을 받고 있다.
옛날에는 천한 사람으로 취급되었지만 요즘은 청소년들이 가장 선호하는 직업 중 하나가 연예인이다.

나의 어린시절

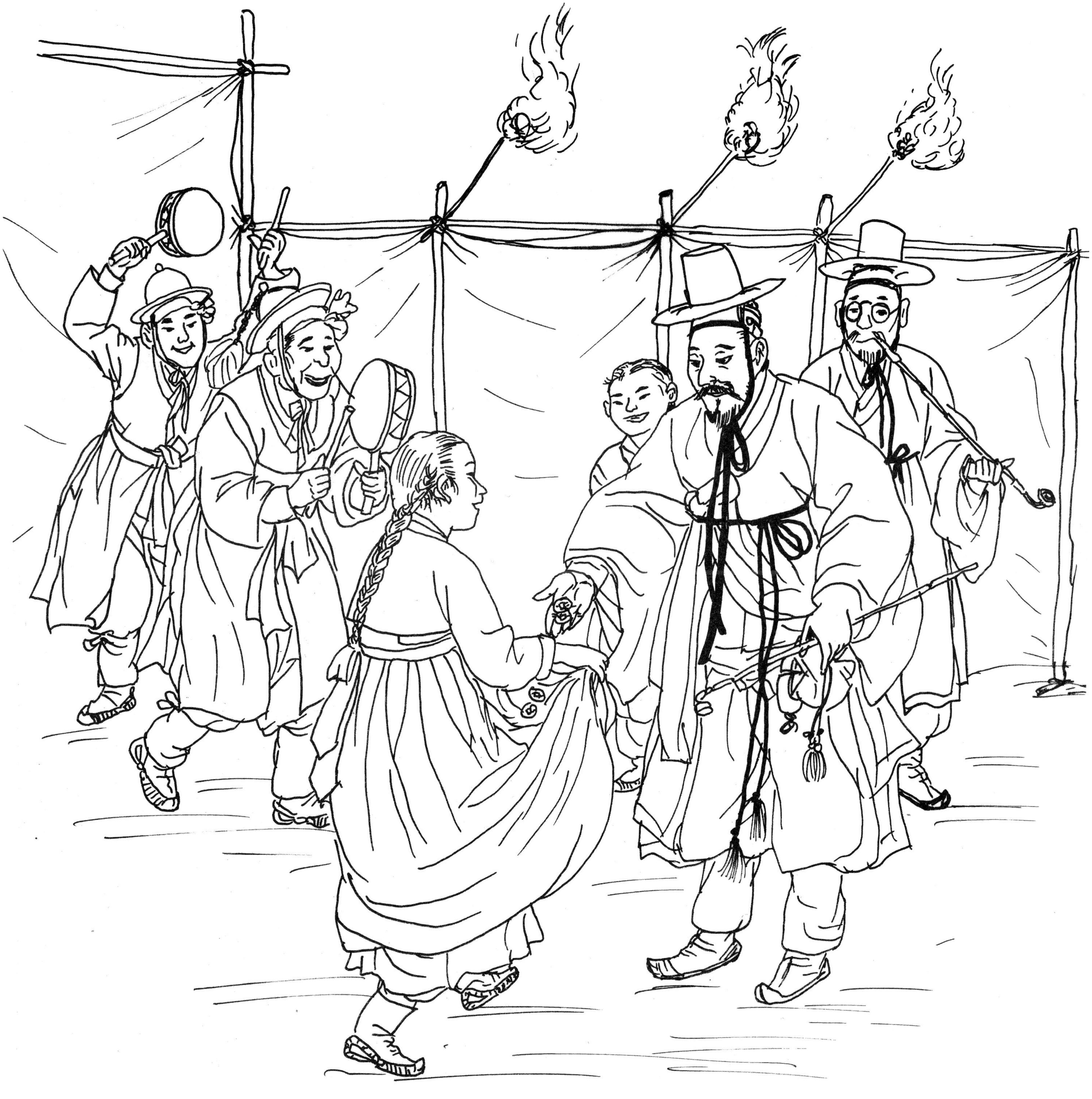

줄타기

공중에 친 줄 위에서 재주를 부리며 건너가는 곡예이다.
요즘은 워낙 볼거리가 많고 개인이 방송을 만들어 공급하는 시대이지만 오일장에 줄광대가 와서 줄 위에서 재주를 부릴 때면 동리 사람들은 다모였다.
간혹 재주가 부족한 광대가 떨어지기라도 하면 비명소리로 장터가 떠나갈 듯했다.
높이가 아주 높진 않았지만 보는 사람들은 간담이 서늘했는데 간혹 일부러 관객의 이목을 집중시키기 위해 떨어지듯 뛰어 내리기도 했다.

나의 어린시절

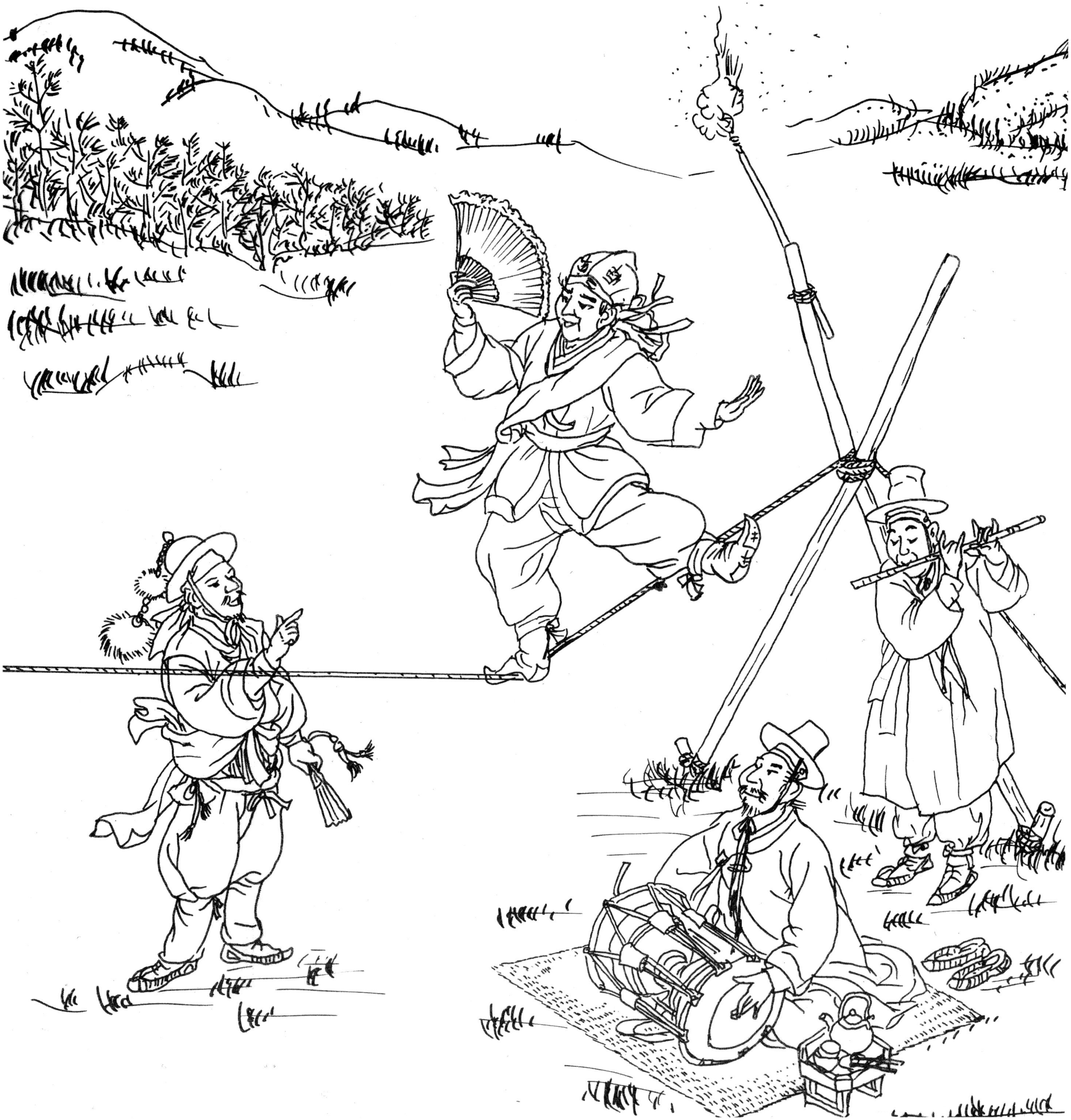

주막

주막은 길가는 나그네가 하루를 묵어가는 곳으로 동네 사람들에겐 막걸리 한 사발 할 수 있는 곳이었다.

주막집 주모가 끓여 내는 장국에 밥 한술 뜬 나그네는 다음 여정을 시작할 수 있었다.

더벅머리 총각이 닭을 잡아 주모에게 가져오니 아마 닭개장을 끓이나 보다.

시묘살이 마친 노인이 주막에서 친구를 만나 한잔하시는데 시묘살이의 고단함이 한 잔 술에 씻기는 것 같다.

하룻강아지들은 손님의 부름에 신이 났다.

나의 어린시절

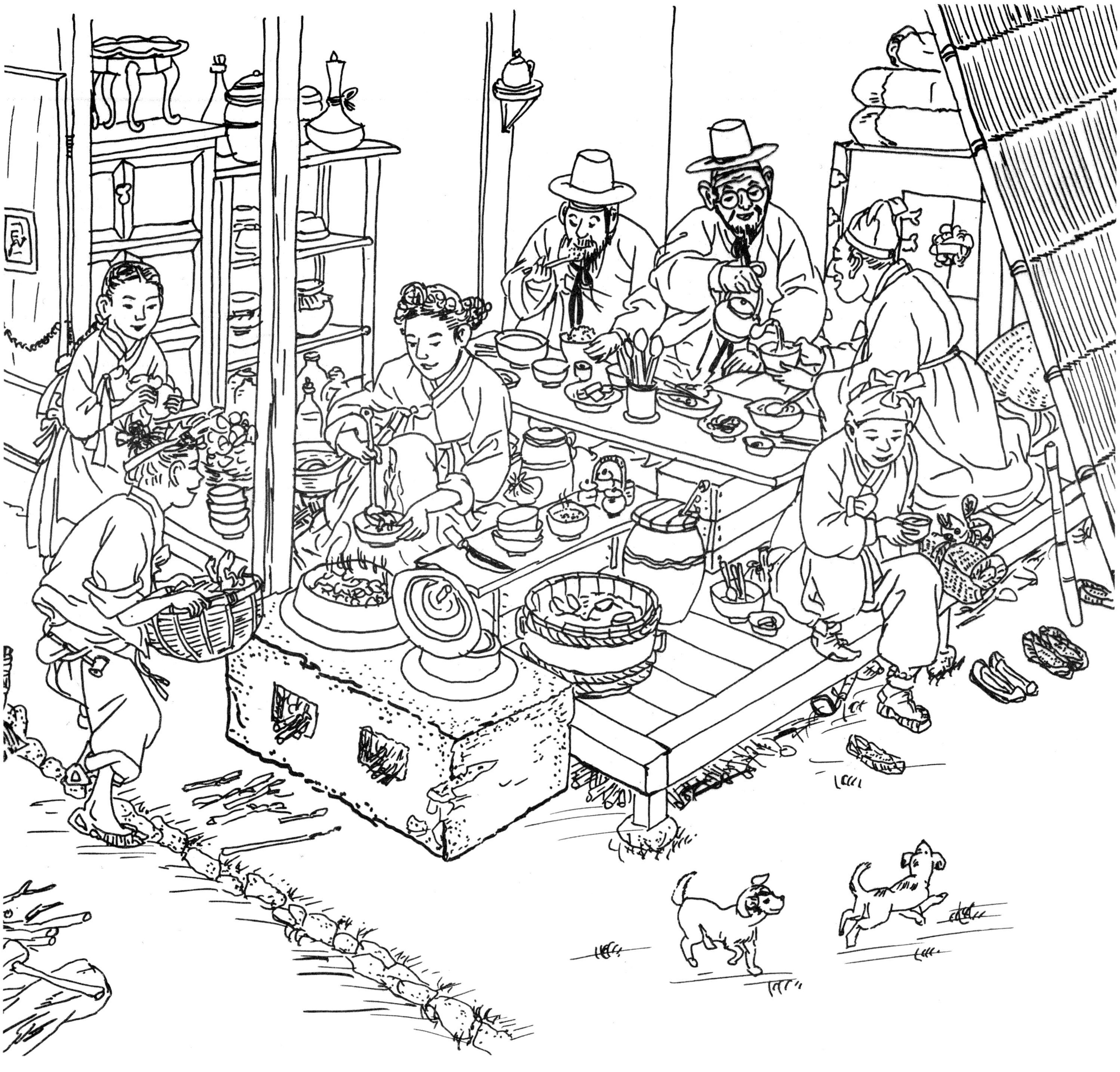

이야기 장수

이야기장수는 한 사람의 이야기꾼과 세 사람의 반주자로 구성된 예인이다.
춘향전 같은 고대소설을 주인공의 목소리를 바꿔가며 이야기를 풀면 반주자들이 적당한 반주와 효과음으로 재미를 돕는다.
부잣집 대청에 이야기판이 벌어지면 마을 사람들이 삼삼오오 모여 이야기를 듣곤 희노애락의 줄거리에 기뻐하기도 눈물 흘리기도 했다.
시집도 안 간 처녀가 어떤 대목에 웃음이 터졌는지 '킥킥'거리며 웃자 할머니가 안 들린다고 지청구를 한다. 엄마 품에 안긴 아기는 손가락을 빨며 세상 편한 표정이고, 할아버지 무릎에 앉은 손자는 이미 잠이 들어 고개를 끄덕인다.
오늘 이야기가 재미있어 이야기꾼이 이야기 값을 톡톡히 받을 것 같다.

나의 어린시절

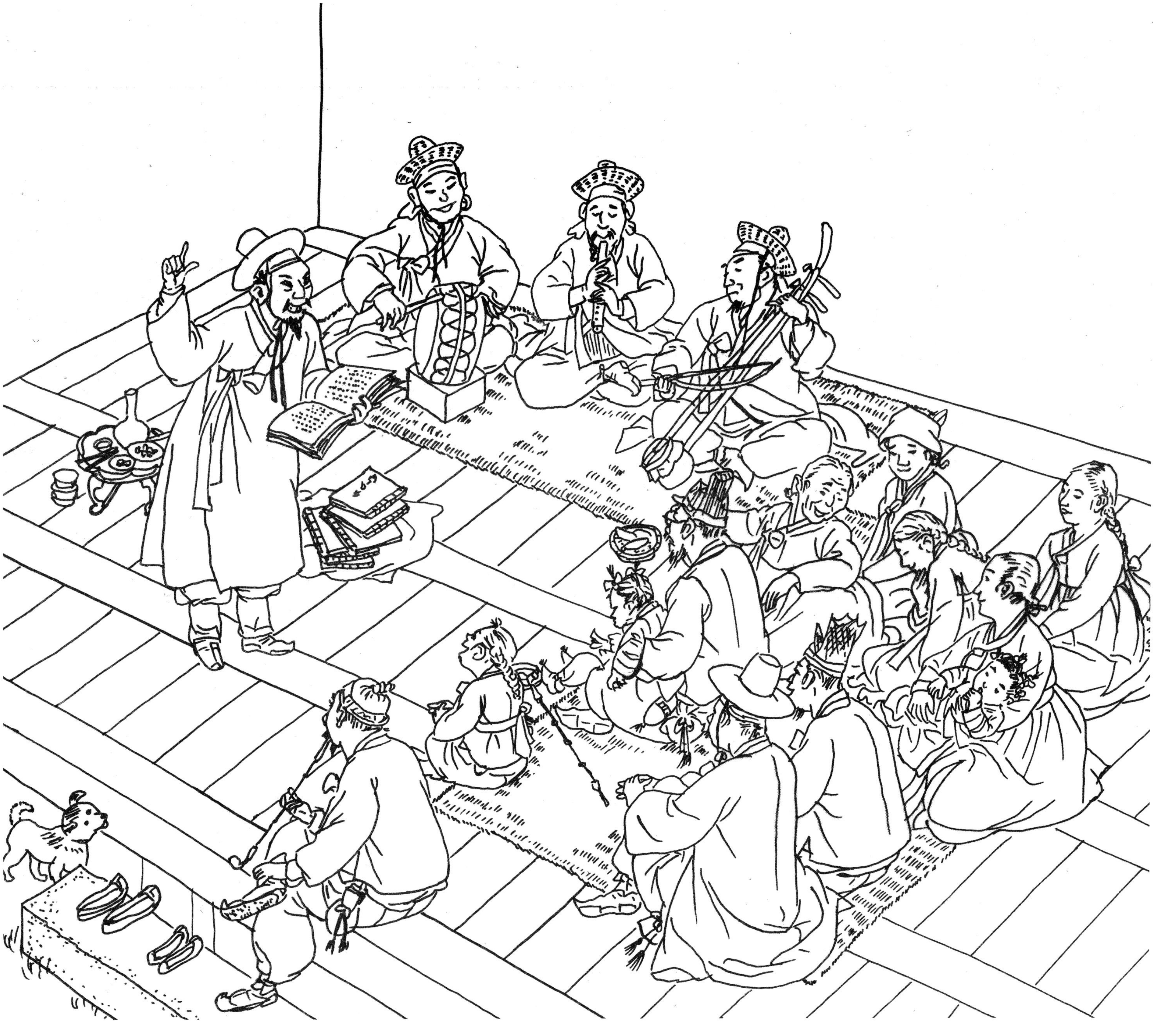

혼례

혼례는 혼인을 할 때 수반되는 모든 의례와 절차를 말한다. 남자와 여자가 성적(性的)으로 경제적으로 결합이 되는 지금의 결혼식이다.

과거 혼례는 신부집에서 치루며 결혼식 날짜도 신부집에서 정하였다.

혼례 당일 신랑이 대례를 치르러 신부집에 갈 때 나무기러기를 가지고 가서 초례상 위에 놓고 절을 하는 절차를 전안례라고 하는데 이렇게 혼례가 시작된다.

혼례 후 신부집에서 살면서 자식을 낳으면 적당한 시기에 신랑집으로 간다. 이때 신랑집에서 친척들을 모시고 폐백을 드리며 밤과 대추를 치마폭에 던져 주는데 아들과 딸을 잘키우라는 의미가 담겨 있다.

나의 어린시절

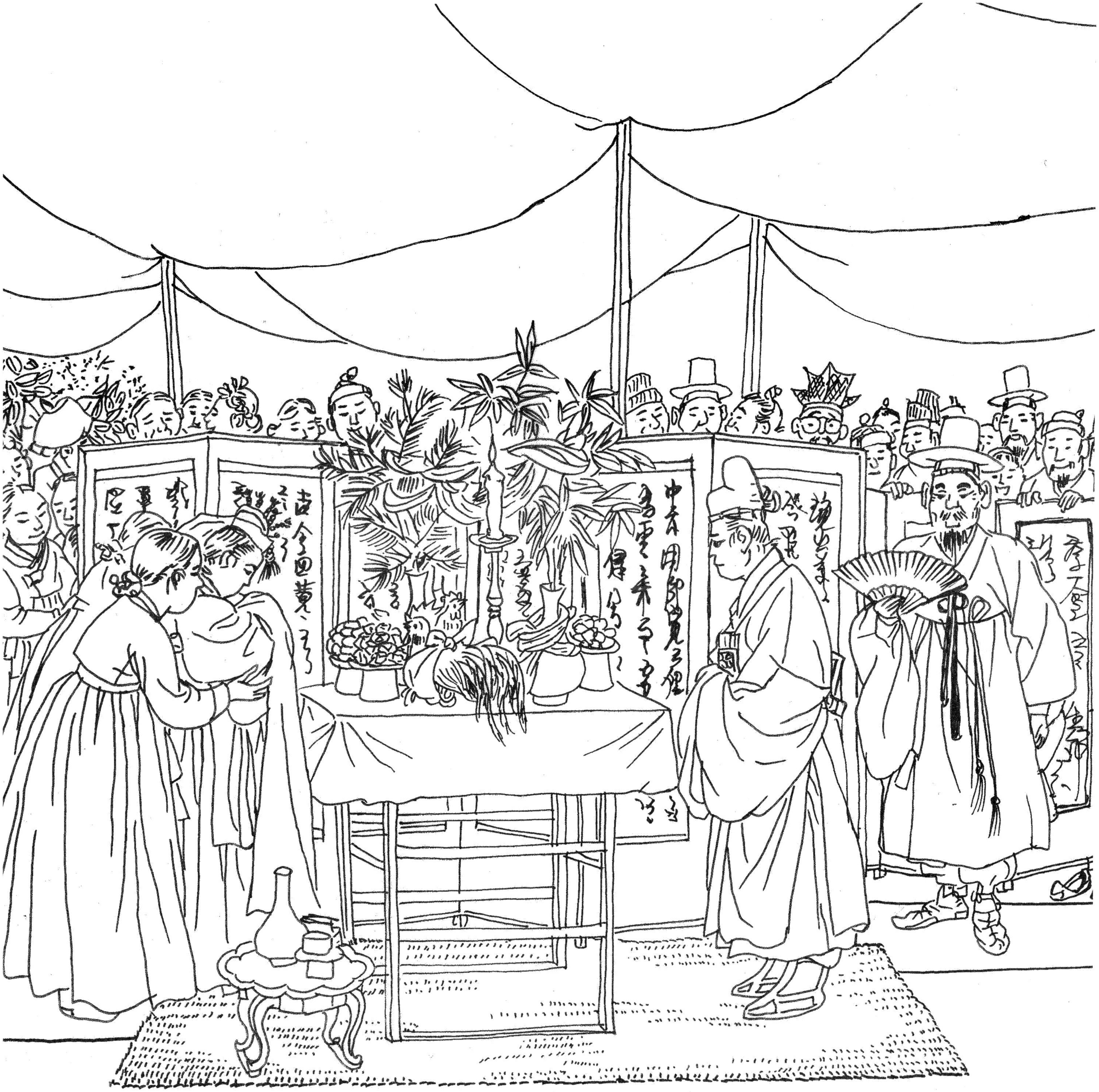

동상례

동상례는 남의집 사위를 높여 '동상'이라 부르는데, 신랑다루기를 말한다.

전통혼례를 마친 후 신부의 친척들이 모여 신랑의 다리를 묶어 거꾸로 매고 발바닥을 때리면서 '이집에 들어올 때 문전에 숲이 우거졌느냐' 등을 물어보며 신랑다루기를 하는 것이다. 지방마다 차이는 있으나 신부집에서 술상을 거하게 차려 축배를 즐기며 신랑을 다루는 것이다. 옛날 어린 신랑은 동상례를 하며 맞은 발이 너무 아파 흐느끼 듯 울기도 하고, 신부는 남편이 맞는 것이 안쓰러워 어머니께 빨리 술상을 거하게 차리라고 재촉도 한다.

요즘 청년들에게 동상례 이야기를 하니 전혀 이해를 못했다. 결혼식 방법도 달라지고 대부분 해외여행을 가고, 동기간들이 모이기도 쉽지 않고, 양가 부모님께 인사만 드리곤 신혼집으로 바로 가는 게 다반사니 알 수도 없다.

동상례를 하며 발바닥을 때리는데 발바닥은 신경이 예민하고 용천혈이란 혈자리가 남자의 기운을 돋구는 데 좋다고 한다. 신랑에게 묻는 질문도 성적인 농담이 많이 들어 있는데 다산을 중시하던 선조들의 재미가 곁들여진 풍습이다.

나의 어린시절

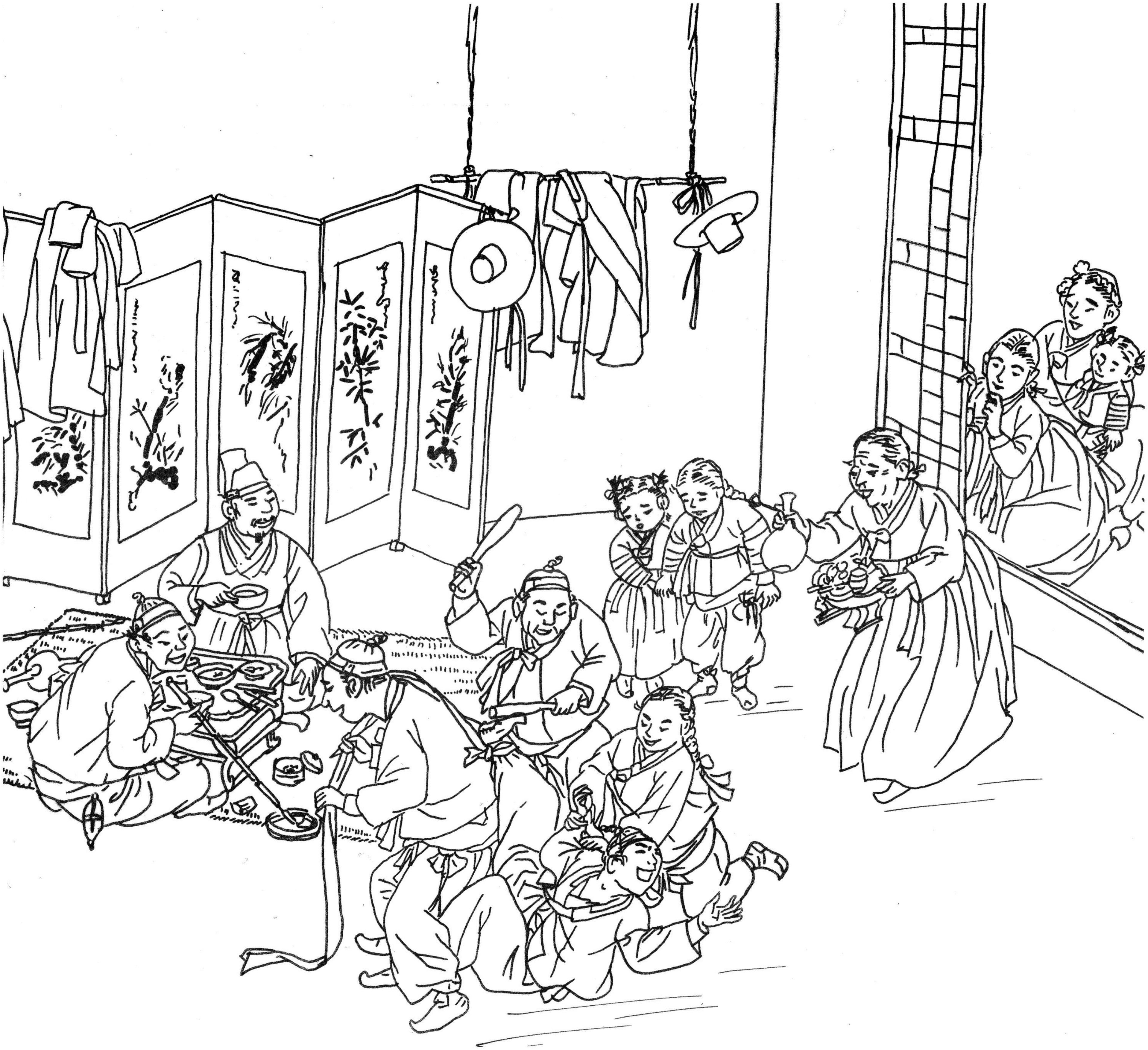

회갑

요즘은 어디 가서 환갑이라는 말도 잘 안하지만 옛날에는 나이 50을 사는 것도 쉽지 않아 오순잔치를 했다. 60에 육순잔치를 하고, 육십갑자의 갑이 돌아왔다는 의미의 61세에 회갑잔치를 한다.

부부의 만수무강을 기원하며 헌수를 하고 상차림을 하여 환갑잔치를 베푼다. 장남부부가 먼저 술잔을 올리며 그 뒤 자녀의 순서대로 배례, 폐백, 축원 등으로 치룬다.

얼마 전 지인이 회갑을 했는데 겨우 6명이서 이런저런 옛이야기 나누며 식사를 했다. 30여년 전만 해도 공동체문화에선 마을 사람들 모두 모여 축원을 하는 회갑은 큰잔치였다.

인간의 수명은 계속 늘어나고 가족들도 뿔뿔이 흩어져 살고 개인주의적인 의식이 강해지다 보니 칠순잔치 팔순잔치도 가족끼리만 간단히 하는 게 일반화되고 있다.

할아버지 회갑연에 삼형제가 절을 하며 술을 올리는 사이 손주의 손은 곶감으로 향하고 있다.

나의 어린시절

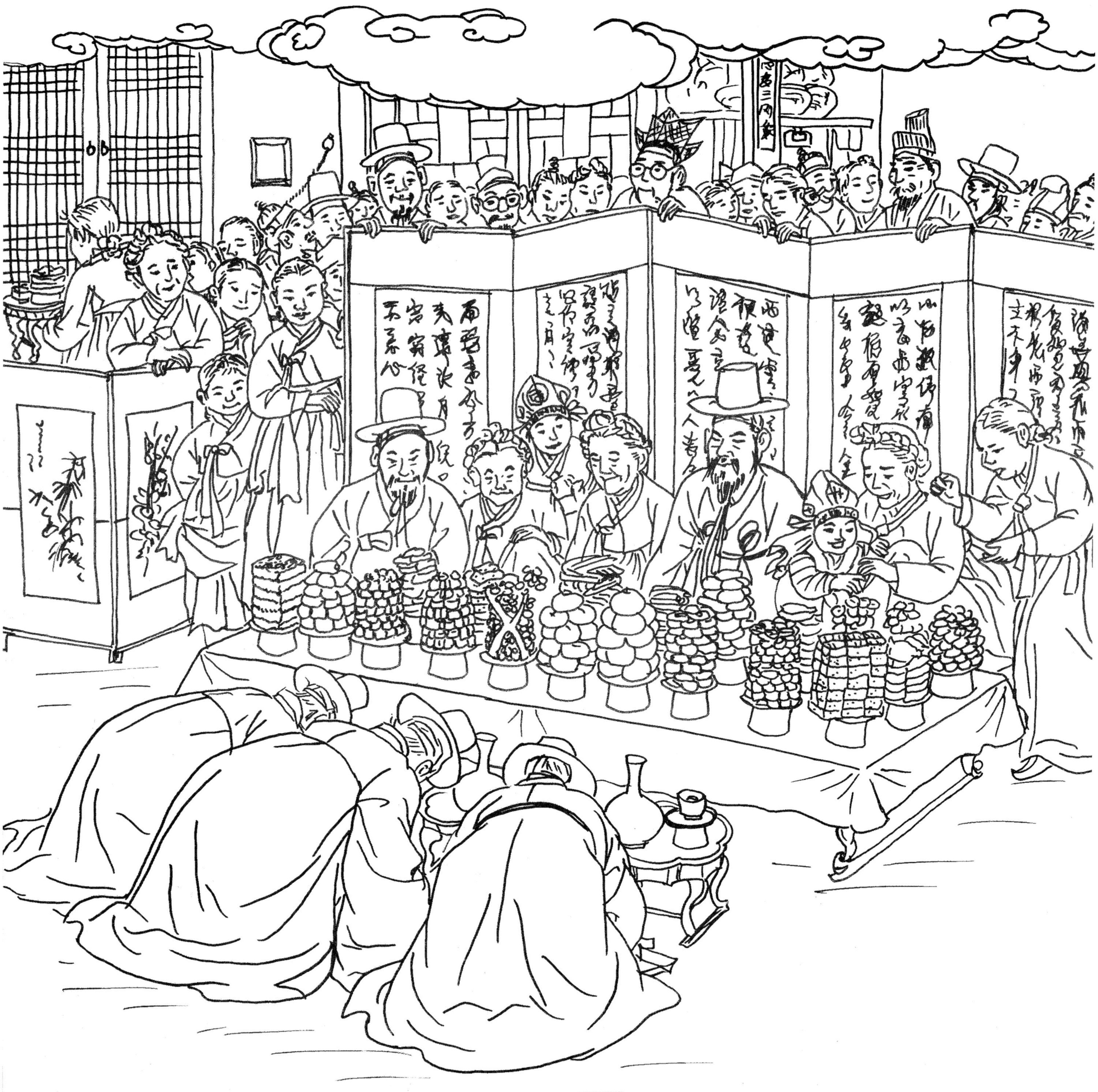

농악

농악은 농사판에서 노동의 의욕을 올리는 음악이다.
꽹과리, 징, 북, 장구의 사물을 기본 악기로 하며, '농자천하지대본야'란 기를 선두에 세우고 농사판을 돌며 노는 놀이이다. 농경민족인 우리 조상은 고된 모내기 등을 마치면 흥겹게 농악을 울리며 온 마을이 잔치를 벌였다.
보통 사물을 중심으로 나팔, 소고 등이 갖춰지기도 하는데, 꽹과리를 치는 상쇠가 앞서 이끌고 다른 사람들이 줄줄이 뒤를 따른다.
모내기를 마치고 집으로 돌아가는 일군들이 꽹과리를 치는 상쇠를 따라 흥겹게 놀며 돌아가고 있다. 올해도 풍년이 들것 같다.
요즘에는 농사기계로 모내기를 하고 추수를 하는데 과거의 농사는 노동력에 의해 좌우되는 고된 노동이었는데 요즘은 기계로 농사를 지어 한 사람이 과거 수백 명이 하던 일을 하고 있다.

나의 어린시절

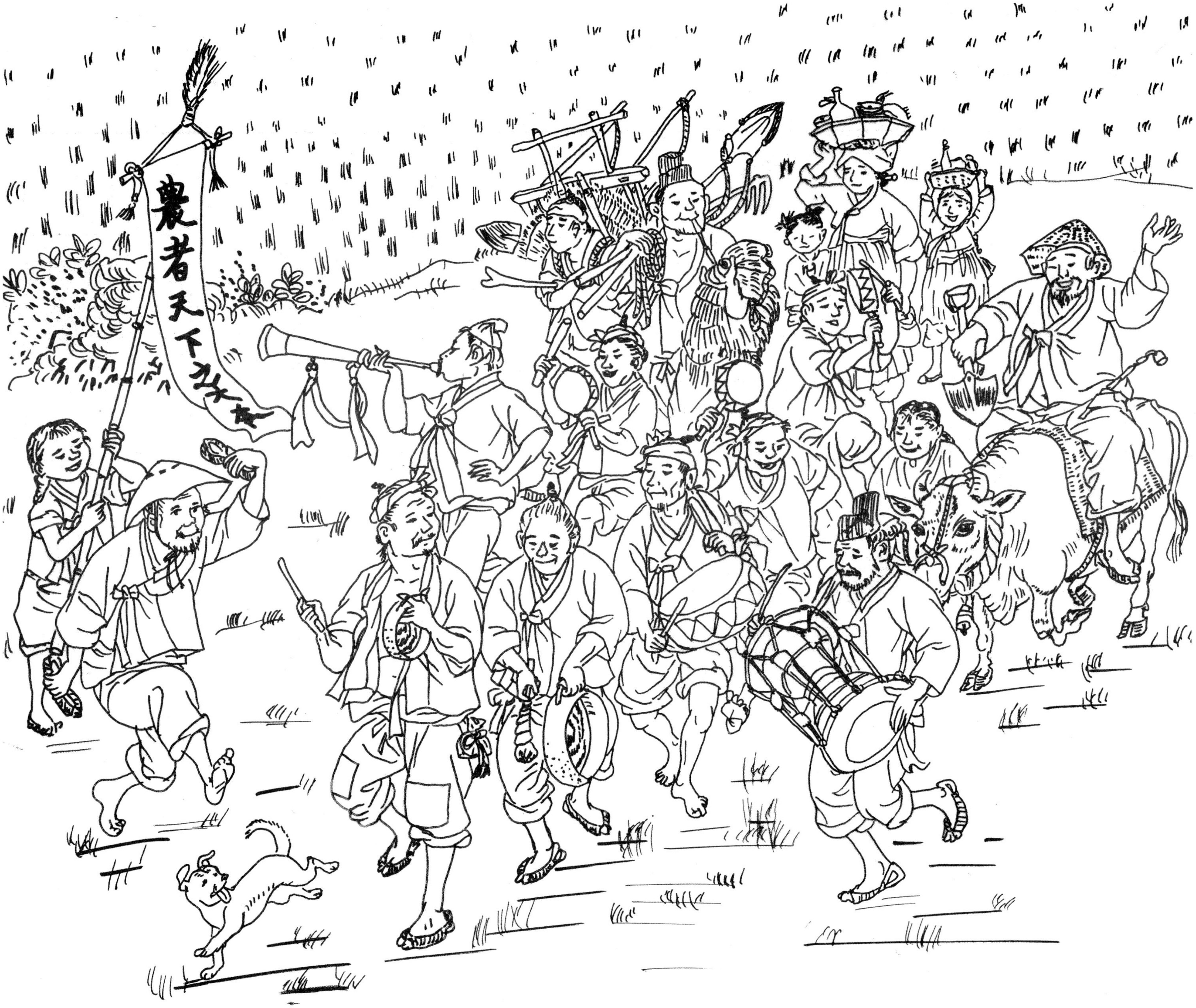
農者天下之大本

투우

진주 천수교 아래엔 소싸움 경기장이 있었는데 해마다 가을에 진주를 방문할 때 소싸움을 멀찍이서 봤었다. 진주서는 유등축제와 함께 큰 행사였다.

소싸움은 추석날 주로 마을 단위로 자존심을 걸고 하는데 이기면 마을이 기세가 오르는 등 싸움에서 이기고자 하는 욕구를 충족시키는 대단한 일이었다.

투우라 하면 스페인의 투우를 이야기하는데 스페인의 투우는 사람과 소의 싸움으로 결국 소가 투우사의 칼에 찔려 죽으므로 끝나는 잔인한 경기라면 우리의 소싸움은 마을의 자존심을 걸고, 마을에서 제일 센 소끼리의 싸움이다. 어느 한 소가 거품을 물고 도망을 가면 끝나는 스페인의 잔인한 투우와는 전혀 다른 싸움이다.

소는 제방아래에서 싸우고 사람은 보통 제방 위에서 구경을 한다.

소 주인이 소에게 힘을 내라고 고함을 지르는데 소 두 마린 이미 둘다 거품을 물곤 나머지 사력을 다하고 있다.

나의 어린시절

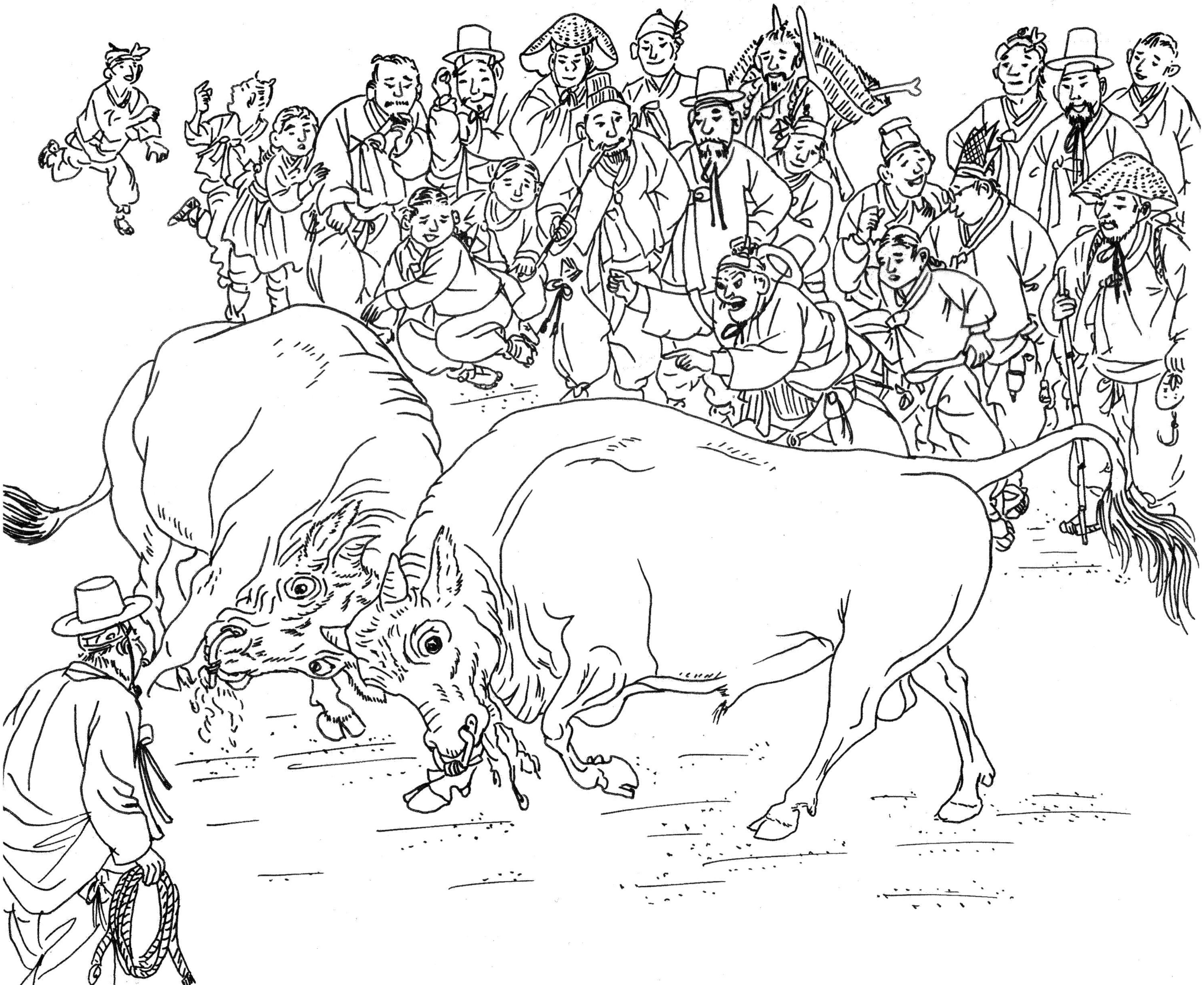

장기두기

장기는 초한전을 바탕으로 중국에서 만들어진 놀이이다. 오래전에 만들어진 여러 가지 기원설도 있지만 장기 말 자체가 초(楚) 나라 항우와 한(漢)나라 유방의 각축전을 모방한 것으로 보는 게 일반적이다.

장기는 노인정에서 노인들이 주로 두는데 그림에서도 노인정에서 장기를 두는 것을 지나던 객승과 아이가 재밌게 구경하고 있다.

"한 수 물려"

"안 돼"

할아버지 실랑이 하는 동안 어린 손주가 장기 알을 입에 넣는데 실랑이 보단 빨리 아이 입에서 장기 알을 빼내야지.

나의 어린시절

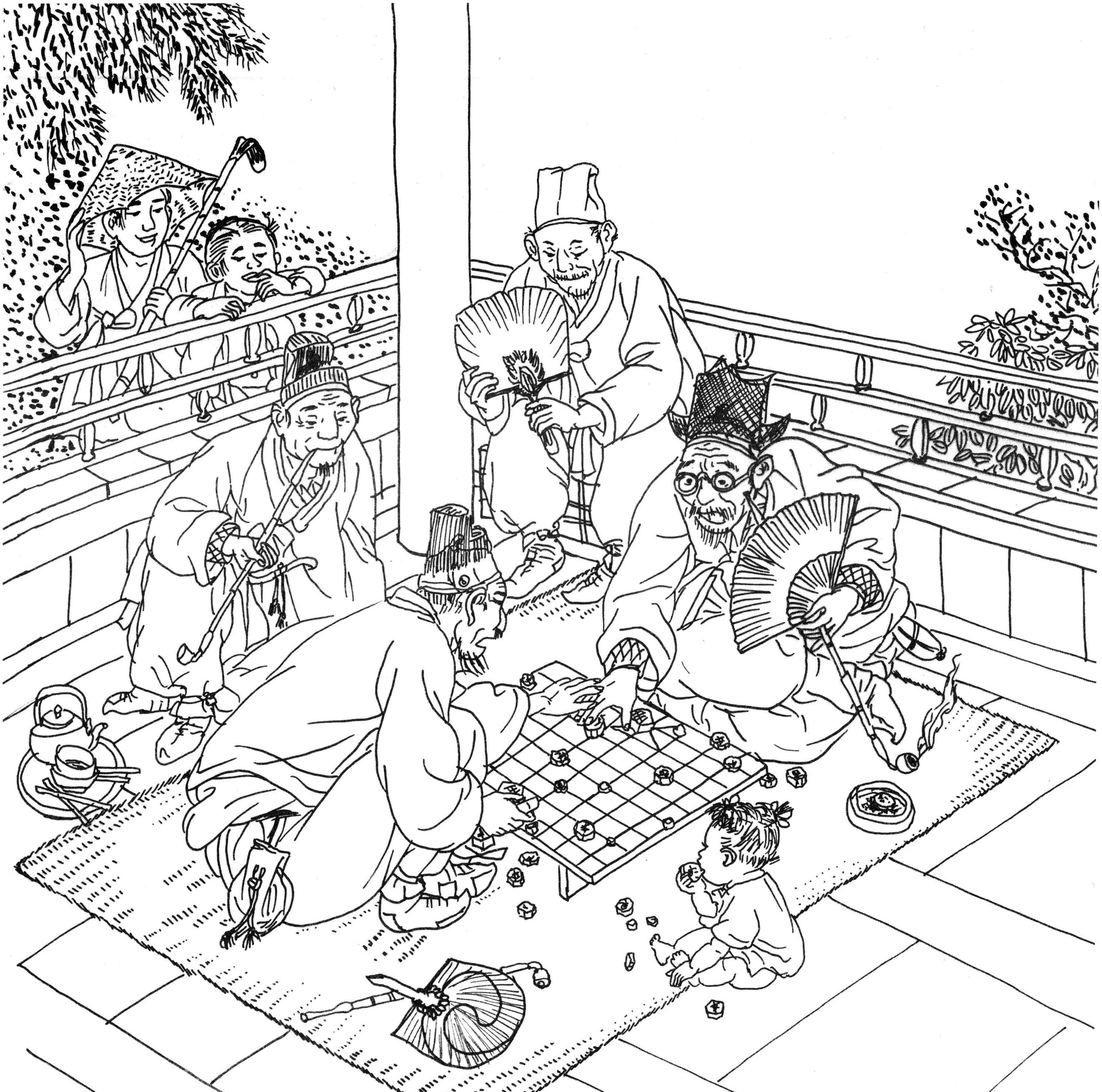

투전

투전은 오락이라기보다는 도박이다. 남자들이 방안에서 즐기던 실내놀이로 각종 문양과 문자가 표시 된 패를 뽑아 끗수로 승부를 겨루는 노름놀이이다.

투전 목은 15센티의 길이에 1.5센티 폭의 두툼한 종이에 한자로 글을 쓰고 들기름을 먹인 것이다.

투전은 도박성이 강해 투전으로 많은 재물을 잃고 패가망신하는 사람도 많았다.

화투가 나오며 투전은 차츰 사라져 요즘은 드라마 속에서나 볼 수 있는 정도이다.

나의 어린시절

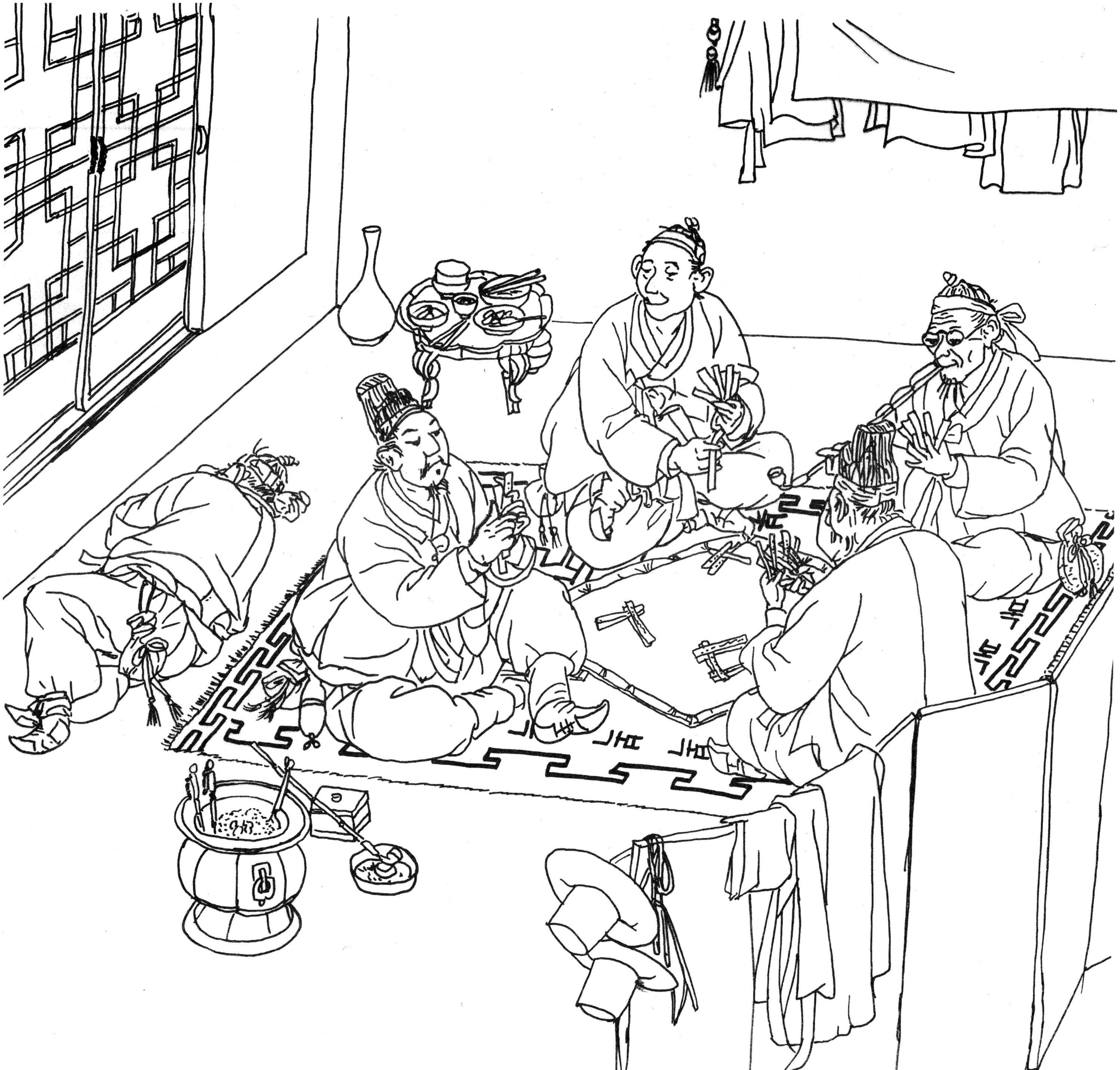

밥 짓는 어머니

요즘은 입식 주방시설이 잘 갖춰져 있고, 밥은 전기밥솥이 하지만 예전에는 부뚜막에 큰 무쇠 솥을 걸어놓고 아궁이에 불을 떼어 밥을 지었다. 아궁이에 장작 등을 넣어 밥을 하는 어머니의 모습은 정겹기도 했지만 힘들어 보였다.
콩 타작한 뒤 콩대랑 나뭇가지를 아궁이에 넣어 불을 떼며 밥하는 어머니를 딸과 강아지가 미소 띤 표정으로 바라보고 있다. 밥만 배불리 먹어도 행복했던 시절이 있었다.
지금이야 먹을 것이 지천으로 깔려 있지만 밥 짓는 어머니의 심정으로 끼니를 채우지 못하는 우리 이웃의 아이들을 생각해본다.

나의 어린시절

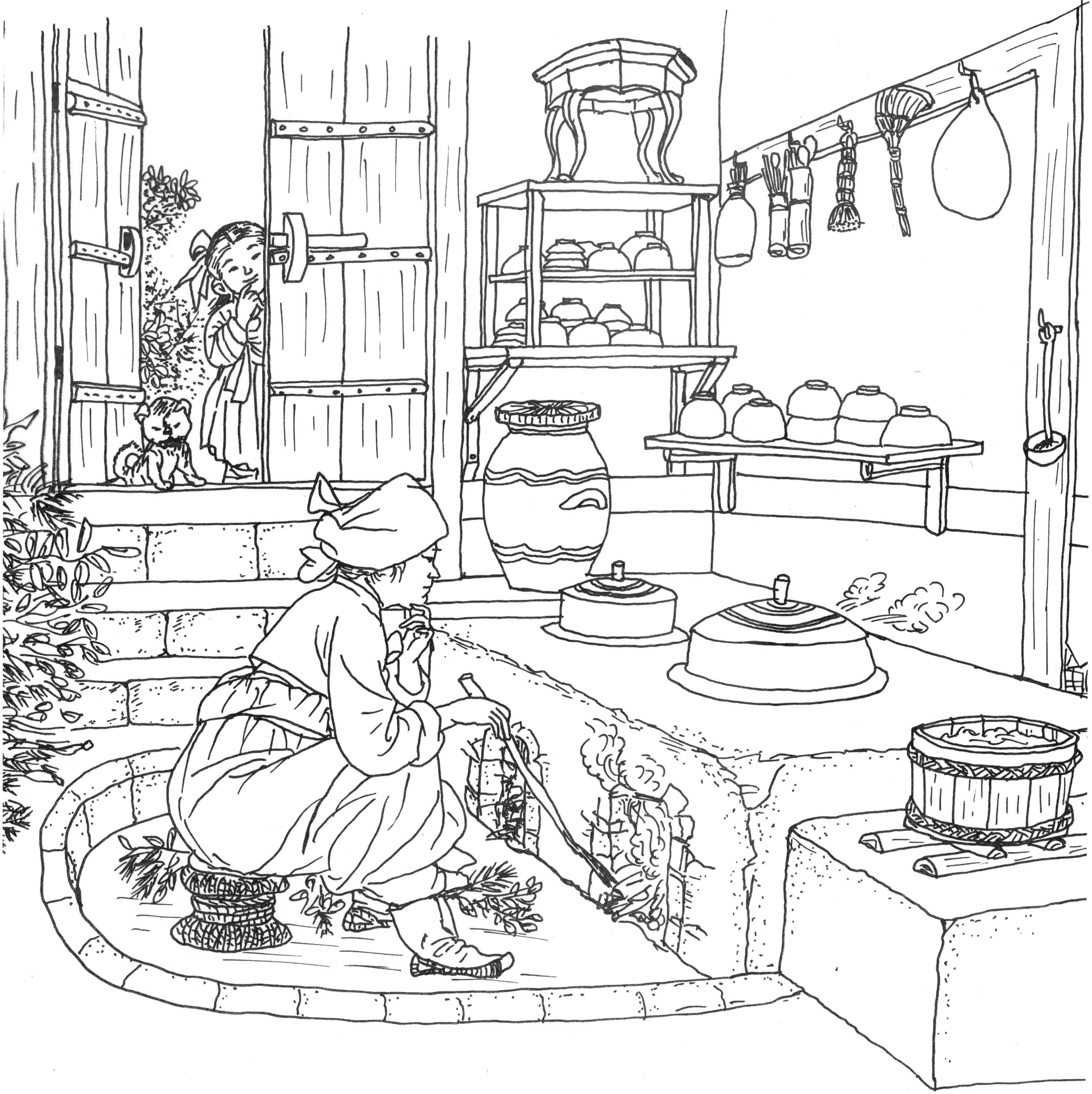

안방

안방은 여인들이 생활하는 공간이다. 남자들이 주로 바깥채에서 생활하고 여자들은 안방에서 집안 일들을 하며 보냈다. 가난한 집은 방이 많지 않았지만 이 집은 어느 정도 부잣집이다. 할머니와 어머니, 딸이 따뜻한 화롯가에서 손녀 재롱을 보며 즐거워한다.

방이 추우면 밥을 짓기 위해 나무장작을 넣어 불을 땐 후 숯을 화로에 담아 방에다 가져다 놓으면 조금 썰렁하던 방은 금새 훈훈해진다. 화로는 요즘 전자레인지의 기능도 해 떡이나 고구마 같은 간단한 먹거리를 익혀 먹기도 했다.

안방에 화롯불을 피우고 옹기종기 모여 떡도 구워먹고, 손녀의 재롱을 보며 즐거운 시간을 보낸다.

나의 어린시절

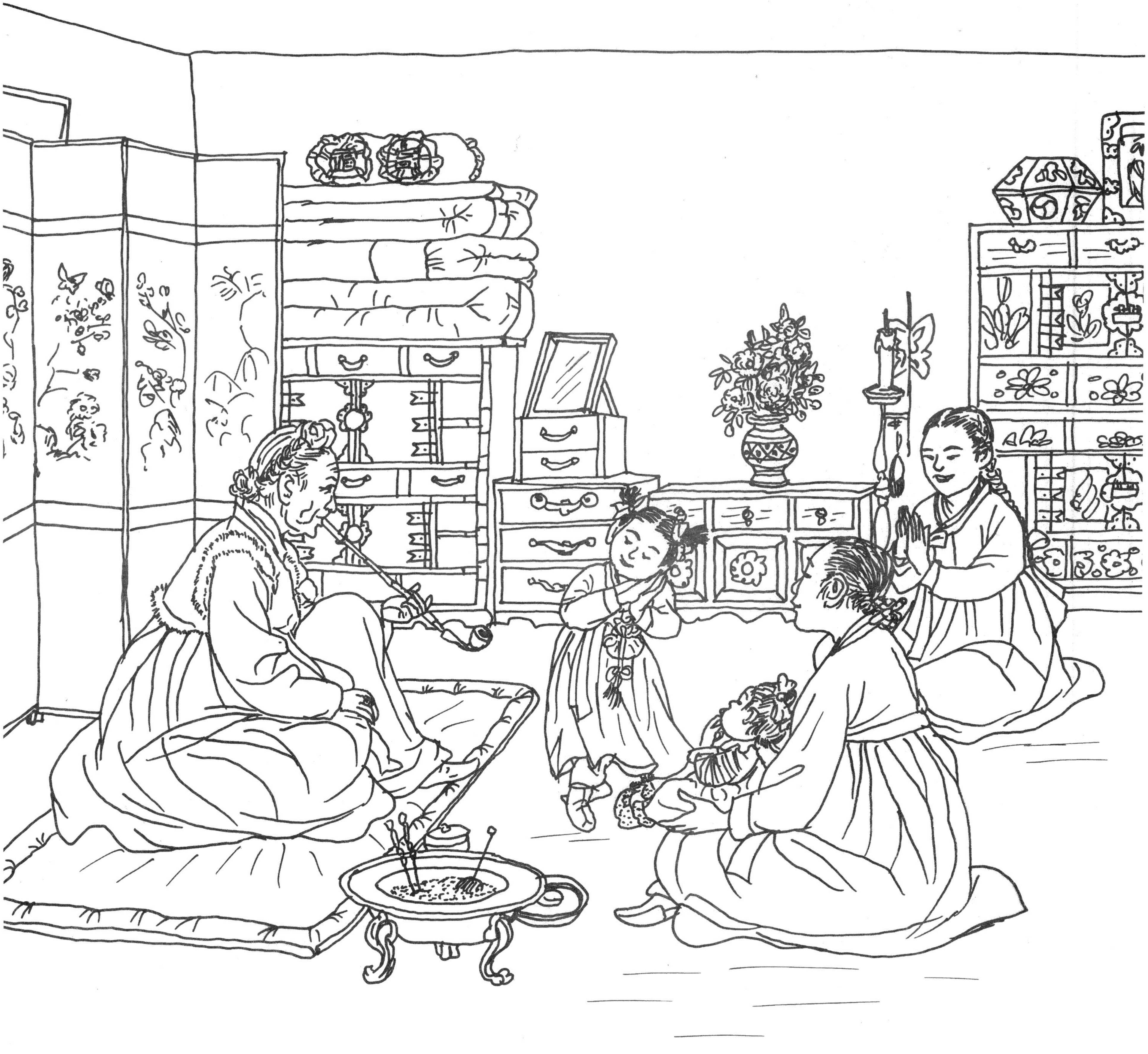

돈치기

엽전을 던져 구멍에 넣거나 구멍에 가까운 사람이 먼 사람의 엽전을 먹는 놀이와 구멍 주변으로 흩어진 돈을 돌을 던져 맞혀서 먹는 놀이이다.

너댓 걸음 거리에 선을 그어 엽전을 던져놓곤 돌을 던져 돈치기를 하고 있다.

애꿎게 강아지가 돌이 돈치는 소리에 깜짝 놀라 꼬리를 감추고 있다.

학교 다닐 때 친구들과 100원짜리 동전을 던져 그어 놓은 선에 가까이 간 사람이 다 먹곤 했는데 그 놀이도 오래전부터 해오던 놀이이다.

나의 어린시절

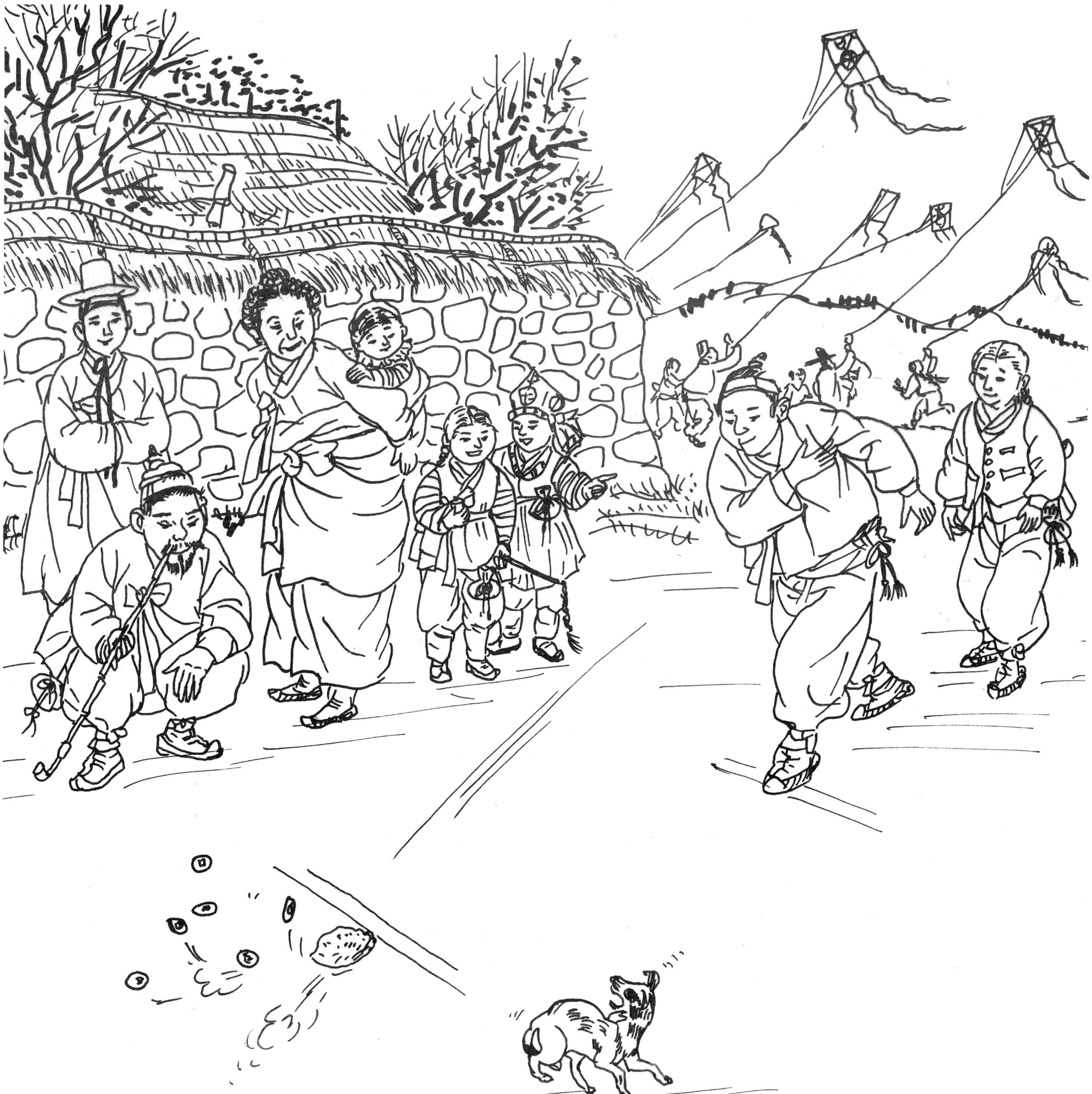

널뛰기

널뛰기는 바닥에 긴 널빤지의 중간을 짚단 등으로 괴어 놓고, 양쪽 끝단에 한 사람씩 올라서서 번갈아 구르며 널을 차고 오르는 놀이이다. 정확한 유래는 알 수 없으나 속설은 외출이 자유롭지 못한 부녀자들이 담장 밖 세상을 훔쳐보기 위해 뛰었다는 설과 옥중에 갇혀 있는 남편을 보기 위해 비슷한 처지의 아낙과 번갈아 뛰면서 옥중 남편을 보았다는 설 등이 있다.

처녀가 널을 뛰지 않으면 시집가서 아기를 낳지 못한다거나 정초에 널을 뛰면 일 년 내내 가시에 찔리지 않는다는 속설도 있다고 한다.

요즘은 통 볼 수 없는데 아이들 놀이터 시소가 비슷한 놀이긴 해도 널뛰기처럼 곡예를 하듯 높이 올라가는 것은 아니다.

널뛰는 처자들을 보느라 엄마가 정신없는 틈을 타 형이 동생 손의 먹을거릴 뺏고 있는데 안 뺏기려는 동생의 다급함이 재밌다.

나의 어린시절

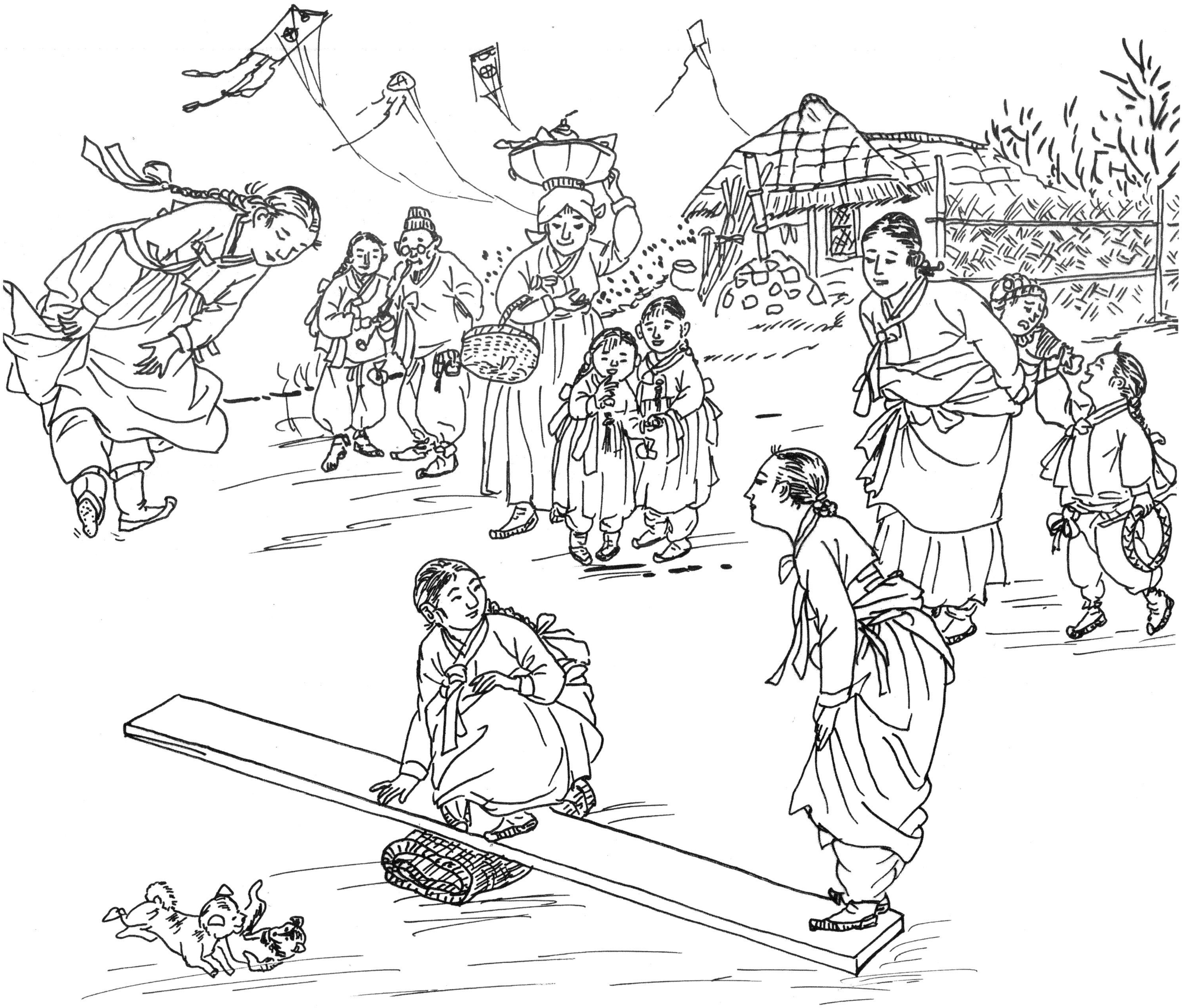

떡치기

명절이나 집안의 행사가 있는 날엔 찹쌀을 삶아서 절구판에 놓고 떡메로 떡을 친다.
찹쌀을 가루처럼 만들어 부드럽게 하는 것으로 힘이 센 청년들이나 남자들이 내려치면 여자들은 아래에서 찹쌀이 골고루 섞이도록 손으로 이리저리 섞는 일을 한다.
떡치기가 끝나면 콩가루 등을 묻혀 만든 것을 인절미라고 한다.
우리민족은 쌀을 주식으로 하여 쌀을 이용한 떡을 많이 만들었다, 종류만도 20여 가지가 있는데 지방마다 조금씩 차이나는 것까지 하면 수십 종이 있다.
요즘은 방앗간에서 떡가루를 빻아와 송편을 만들기도 하지만, 대부분 필요한 만큼 사다 먹는 것이 보편화되어 떡을 만드는 기법이 머지않아 사라질까 두렵다.
그림에 할머니가 떡살을 이용해 이쁜 떡을 만들고 있다.
가래떡도 만드는 것을 보아 설 명절을 준비하는 것 같다.

나의 어린시절

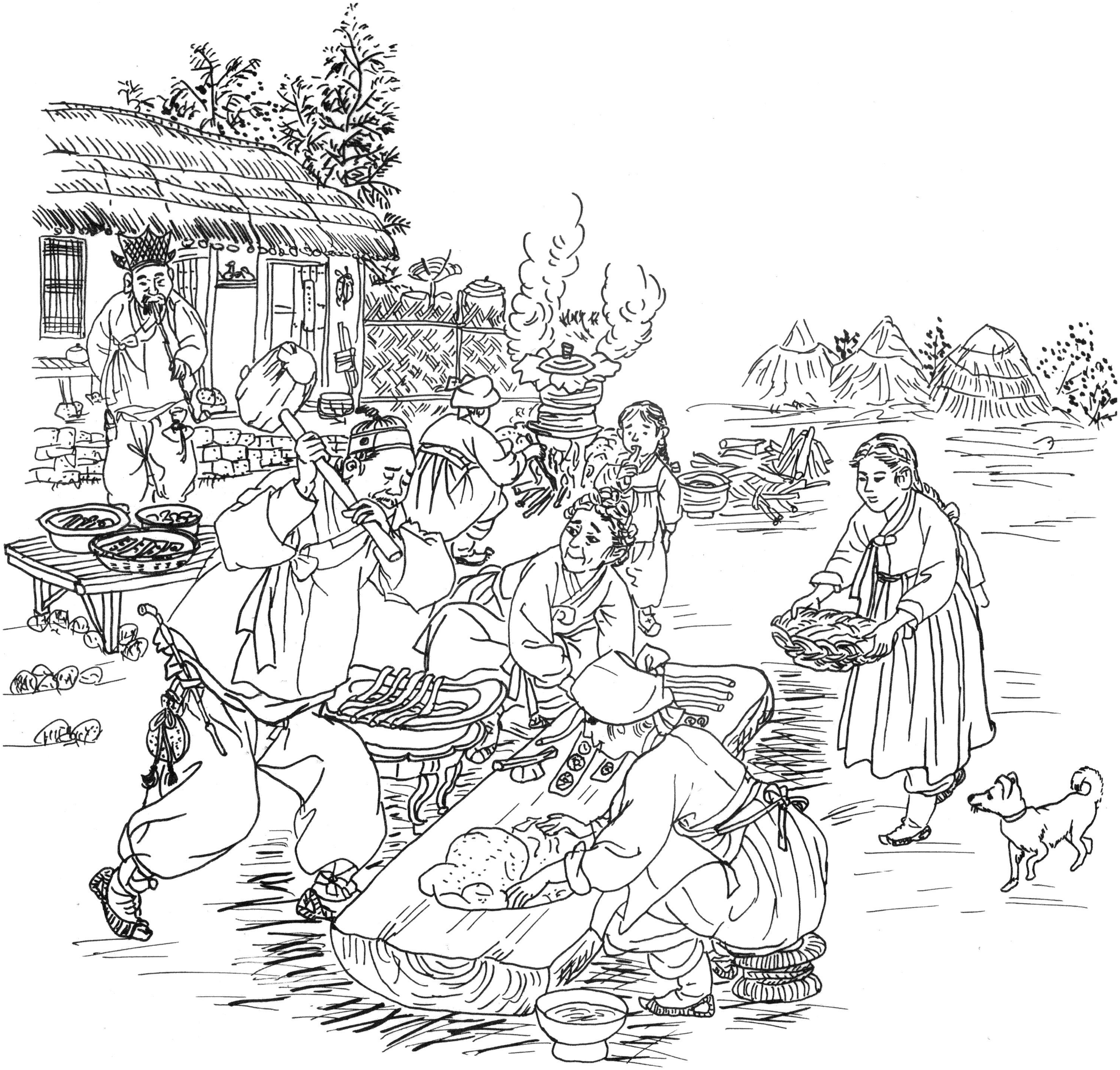

각설이

각설이 타령이 한 때 티비에서 인기를 끈적이 있었다. 거지가 노래를 부르며 구걸을 한다는 게 재밌다.
김화백의 각설이편에는 “해방 전 전남 독천 장날에는 조동출이라는 각설이가 자주 나타났는데 그의 시국을 풍자하는 각설이 타령이 전시하의 일본당국의 단속에 걸려 경찰에 몇 번이나 구류를 받았으나 그때마다 정신병자로 가장하여 석방되었으므로 별명을 ‘천황폐하’라고 불렸다 한다.”는 글귀가 있다.
그만큼 각설이 타령 자체가 사회풍자를 띄고 있다.
요즘도 큰 장터나 큰 가게가 문을 열 때는 각설이들이 손님을 모으는 역할을 한다.

“품바 품바 각설이/작년에 왔던 각설이/죽지도 않고 또 왔네
당신 본께로 반갑소/내꼬라지 본께로 서럽소”

나의 어린시절

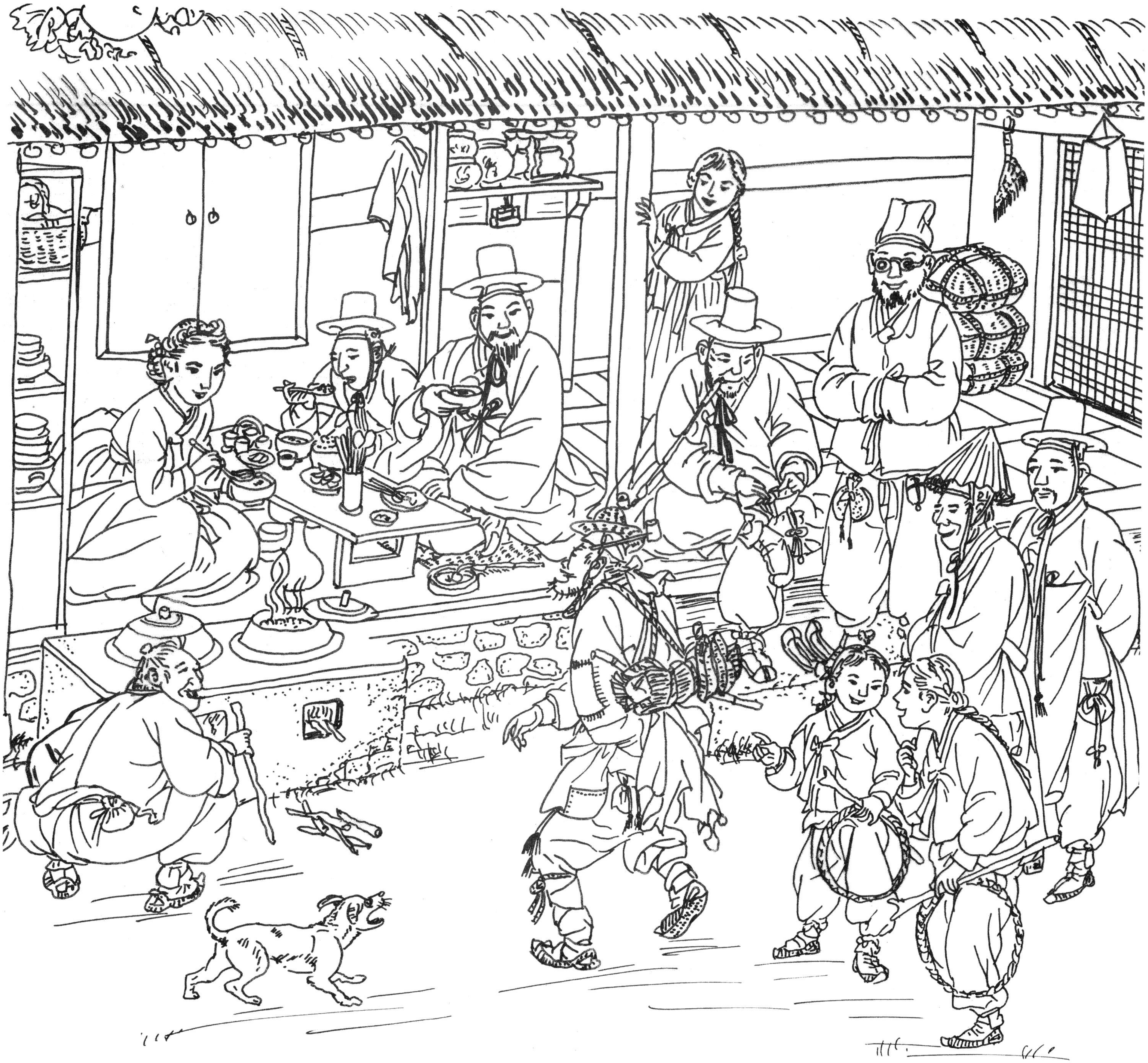

달집태우기

달을 보고 소원을 비는 달맞이는 한해농사의 풍년과 흉년을 점치는 세시풍속으로 정월대보름놀이이다. 어른들은 생 소나무가지 등 불을 지필 수 있는 볏짚더미 등을 산처럼 쌓아놓고 빨갛게 타오르는 불꽃을 보며 마을의 안녕을 기원하는 놀이이다. 농악놀이로 지신밟기도 하며 청년들은 깡통에 구멍을 뚫어 끈처럼 길게 매단다. 깡통에 장작을 넣고 끈을 돌리면서 불꽃을 피우는 것을 망울놀이라고 한다.

처녀들은 시집을, 총각들은 장가가길 비는 마음에 서로 달을 먼저 보려고 하였다. 둥근 보름달이 올라오자 남자들이 달집에 불을 붙이고 있다.

나의 어린시절

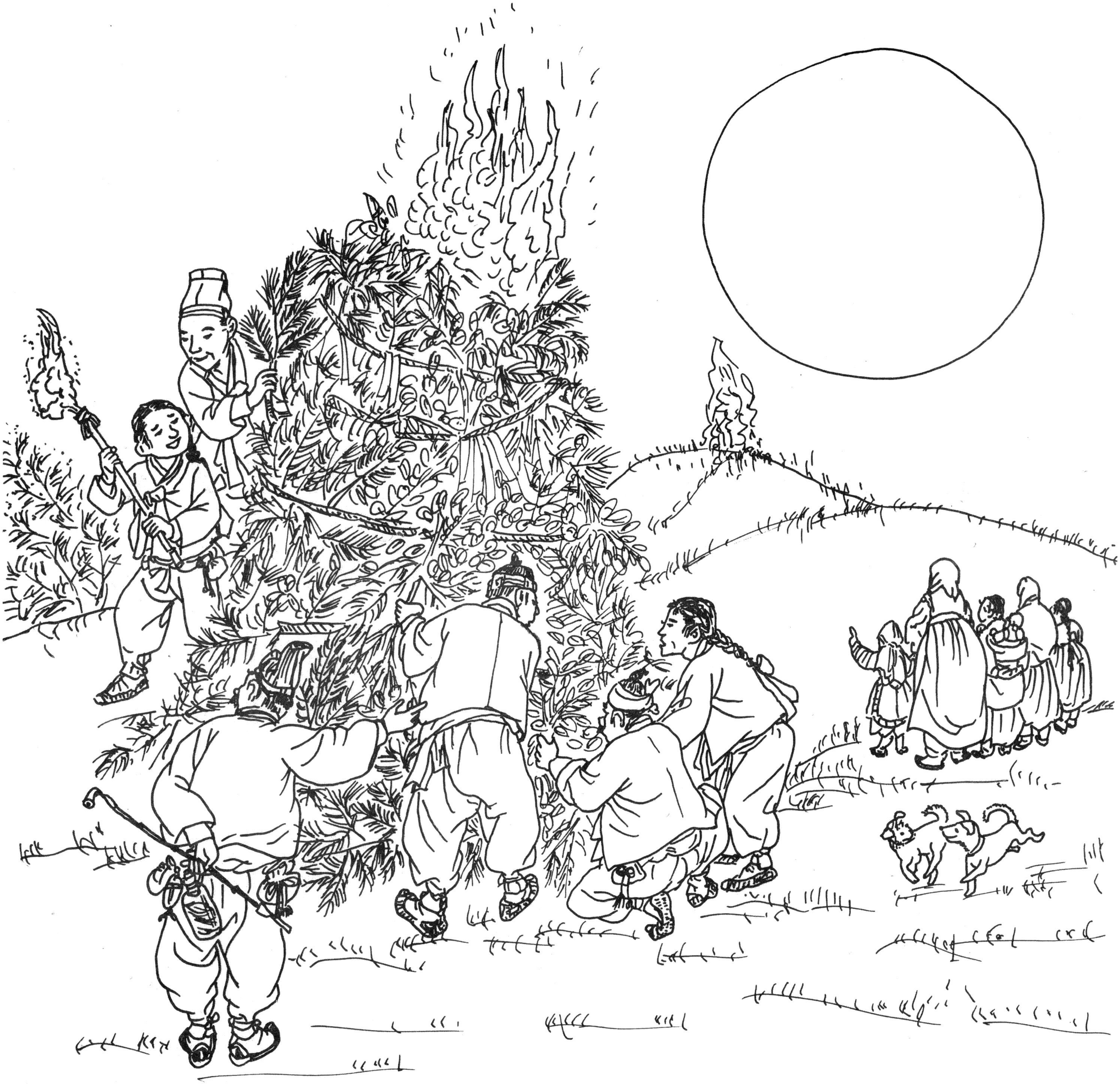

삼삼기

음력 7월경에 삼으로 실을 만드는 것을 삼삼기라고 한다. 삼에서 외올실을 뽑거나 삼을 한 올 한 올 맞대고 비벼 꼬아 잇는 일을 삼삼기라 한다. 이렇게 해서 삼베를 짜는 실타래가 만들어진다. 일이 힘들고 손이 많이 가는 고된 일이라 이웃들이 모여 이야기꽃을 피우며 삼삼기를 하고 있다.

삼을 삼기 위해서는 허벅지에 삼을 한 올 한 올 맞대 놓고 손바닥으로 비볐는데 옆집 노인장도 실타래를 나르며 돕고 있다.

나의 어린시절

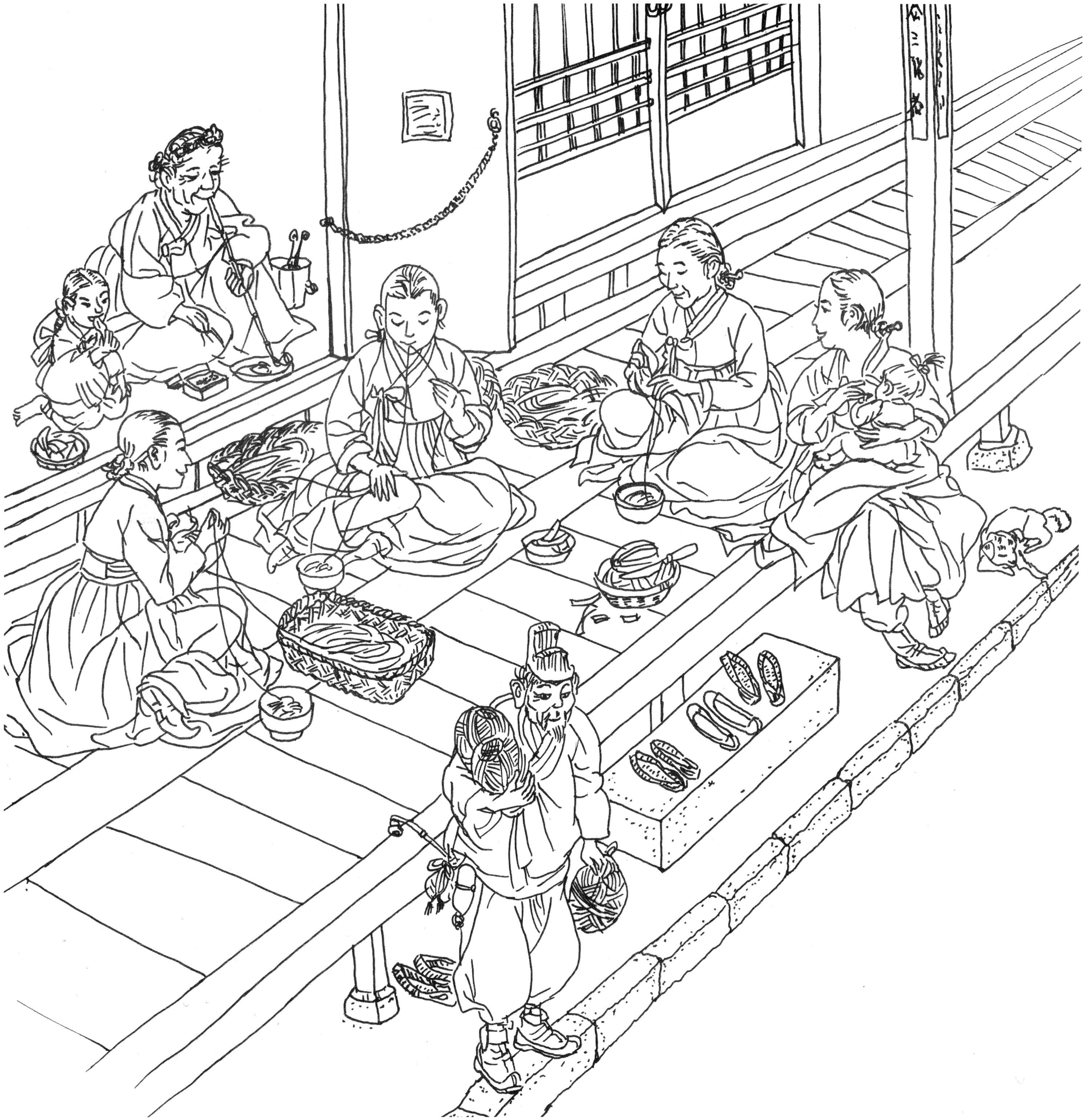

다리미질

벌겋게 달궈진 숯을 다리미에 담아서 옷이나 천을 마주잡고 왔다갔다 하며 구겨진 천을 평평하게 펴는 일을 다리미질이라 한다. 구겨진 천을 반듯이 펴기 위해선 입으로 물을 '푸푸' 뿌려주며 다림질을 하면 잘 펴진다.

숯을 만들기 위해 장작을 태우며 어머니와 딸이 다림질을 한다. 어린 손녀는 할머니가 부쳐주는 부채질에 단잠을 자고 평상 밑의 강아지도 조용히 낮잠에 빠져 있다.

요즘은 세탁소나 스팀다리미 등이 발달되어 다림질이 힘든 일은 아니지만 사오십년전 여름 어머니가 아버님 옷을 다림질하는 것을 구경했는데, 날도 더운데 뜨거운 다리미를 가지고 일을 한다는 것은 고된 일이었고 어머님이 힘들어 하신 기억이 아직도 남아 있다.

나의 어린시절

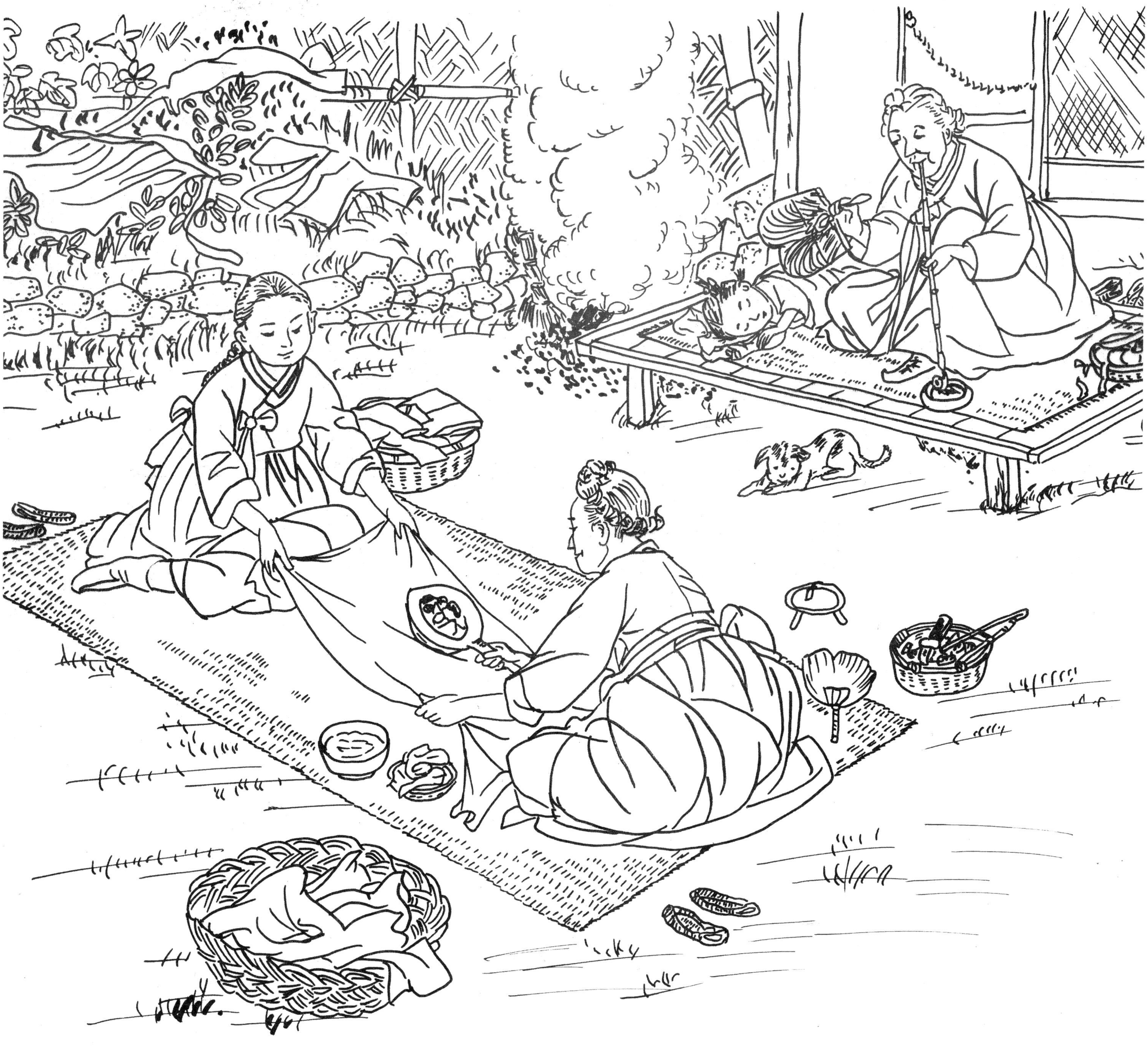

김장

김치는 문헌에 보면 신라시대 소금에 절여 먹은 채소에 대한 기록이 있는 것으로 보아 아주 오래된 음식이다. 김치와 된장국은 한국인을 상징하는 음식으로 음식 한류에 한몫을 하고 있다.

김장은 장작, 연탄 등과 같이 겨울을 준비하는 필수품이다. 북풍이 매서운 한겨울 김장과 땔감으로 온돌과 먹거리를 준비해 겨울을 보낸 우리 선조들의 지혜는 한민족의 정체성을 이어온 바탕이 되었다.

김장은 배추를 뽑아서 소금에 절인다음 고춧가루, 무채, 갓, 액젓 등을 넣고 김치를 담근다.

담근 김치는 보관을 하기 위해 땅을 파서 단지를 묻고 보관을 하며 조금씩 꺼내어 먹는다.

할아버지가 할머니가 입에 넣어주는 김치 맛에 흡족한 표정이다.

나의 어린시절

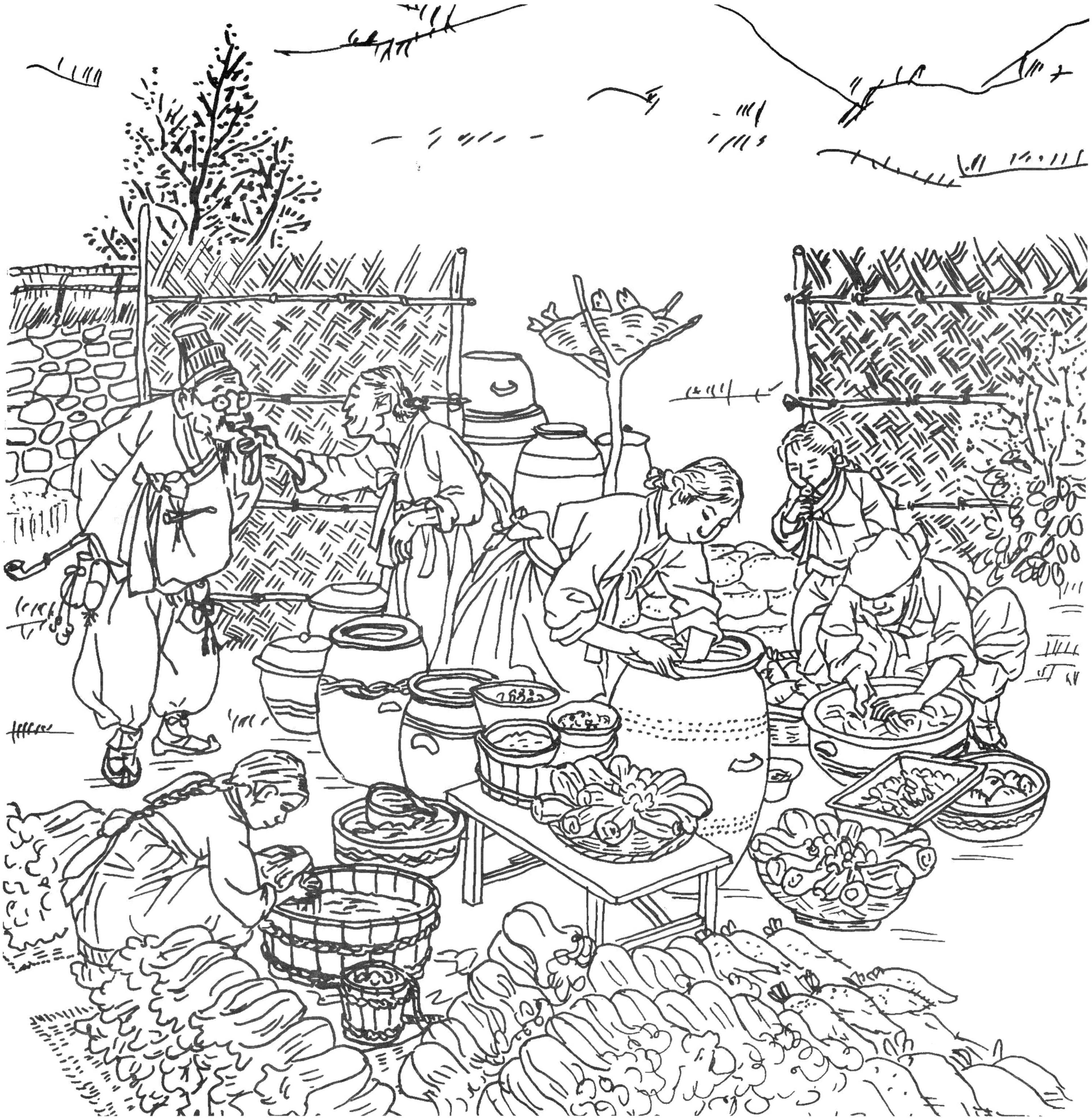

동지팥죽

동지는 일년 중 밤이 가장 길고 낮이 가장 짧은 날이다. 팥죽은 팥을 이용하여 만든 죽이다. 동지가 11월 음력 초순·중순·하순에 들어있느냐에 따라 애동지·중동지·노동지라 한다.

애동지에는 팥죽을 먹지 않는다. 붉은색으로 집안의 귀신을 쫓는다는 의미로 팥죽의 국물을 집안 구석구석 뿌린다.

동지가 지나면서 낮의 길이가 길어져 옛날에는 동지를 한해의 마지막 날로 했다고 한다.

요즘은 집집마다 동지팥죽을 끓이지도 않고 팥죽을 전문적으로 끓이는 가게가 생겨나고 있는데 어릴 때 형제자매가 둘러 앉아 동지팥죽에 들어가는 새알심을 만들고, 팥죽을 먹곤 한 살 더 먹었다고 하던 시절이 있었다.

나의 어린시절

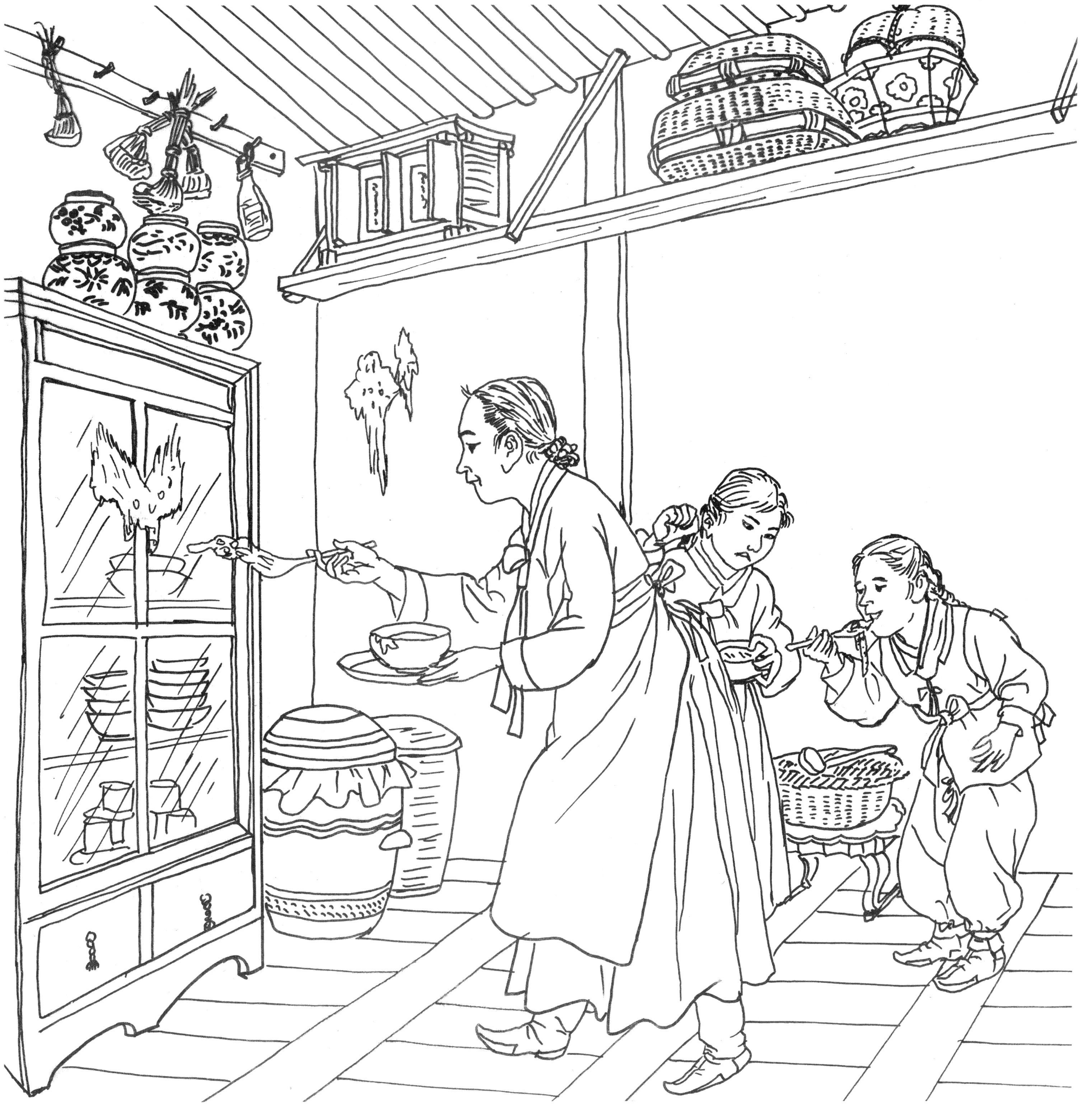

지신밟기

음력 1월 초에 마을 사람들이 농악대를 앞세우고 집집마다 돌며 땅을 다스리는 신령을 달래어 연중 무사를 비는 행사를 지신밟기라고 한다. 집주인은 술상과 음식이나 곡식, 돈으로 이들을 대접한다. 이렇게 모여진 것들은 동네를 위한 공동경비로 활용한다.
우리 선조들은 만물에 신령한 기운이 있다고 믿고 집을 맡은 성주신, 부뚜막을 맡은 조왕신께 정안수를 떠놓고 기도를 올리는 일이 많았다. 지신밟기는 땅의 신께 올리는 제사라고 할 수 있다.

나의 어린시절

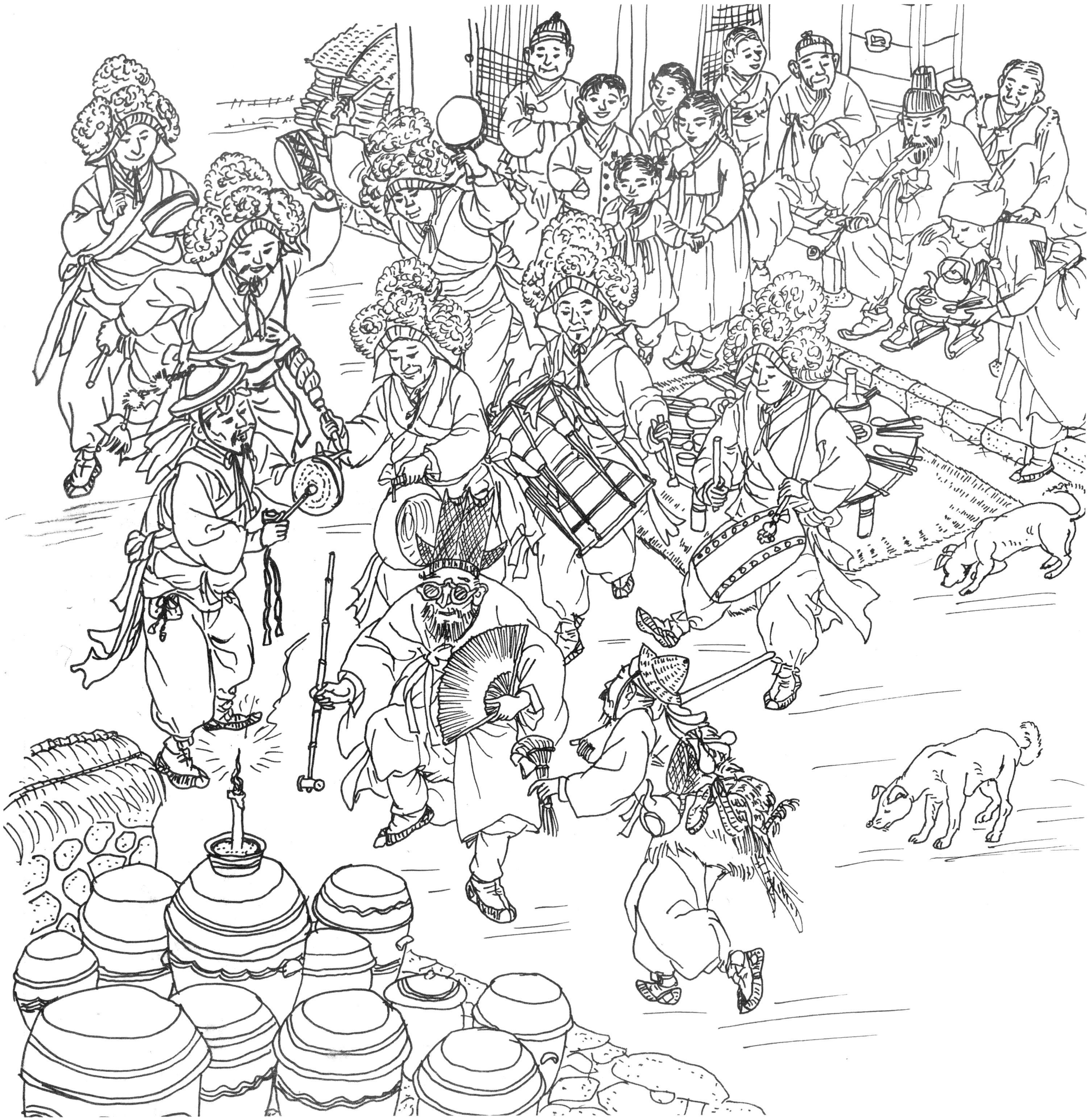

저자소개

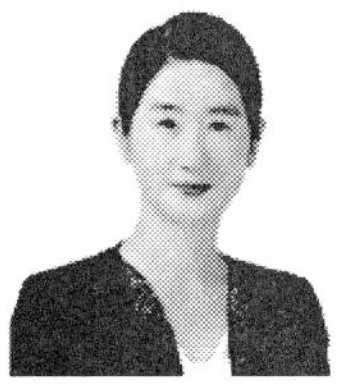

장일상

사회단체 행복나눔연구소 대표
남서울실용전문학교 노인스포츠학과 외래교수
이혈건강심리연구소 소장

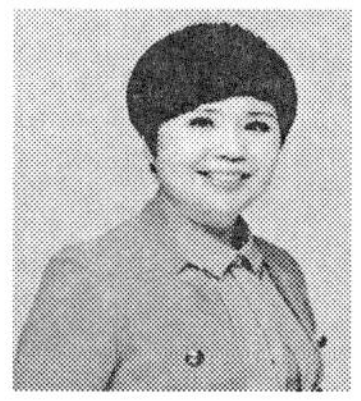

임효림

한국힐링경영연구원 대표
한국전래창의인성놀이협회 회장
남서울실용전문학교 노인스포츠학과 학과장

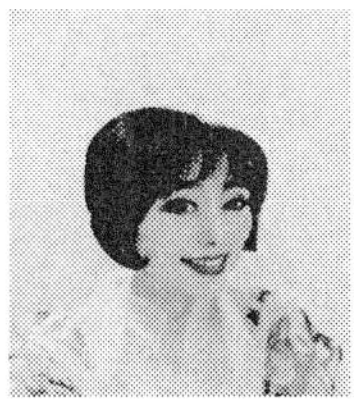

최혜숙

한국힐링경영연구원 본부장
한국치매인지놀이협회 분당지부장
전래창의인성놀이지도사

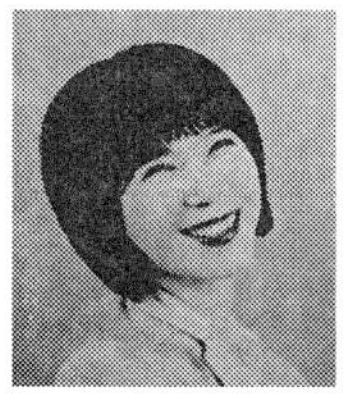

김서연

스마일힐링교육센터장
부산로뎀나무사회서비스센터 강사
부산전통문화체험관 전통놀이강사

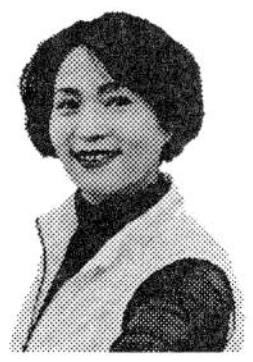

박세인

사회복지사
심리상담사, 미술치료사,
(사)숲힐링문화협회이사

인지활동 프로그램 시리즈 2

전래놀이 색칠하기2

2020년 1월 10일 1판 1쇄 인쇄
2020년 1월 15일 1판 1쇄 발행

지은이 장일상 임효림 최혜숙 김서연
그 림 박세인
펴낸이 조재성
펴낸곳 서현사
등 록 2002년 8월 14일 제03-01392호
주 소 (10447) 경기도 고양시 일산동구 중앙로 1055번지 레이크하임 206호
전 화 031-919-6643 팩 스 031-912-6643
ISBN 979-11-88986-31-6 94510
979-11-88986-29-3(세트)

정 가 16,000원